TRATAMIENTO
NATURAL
De La
DEPRESIÓN

ADOLFO PÉREZ AGUSTÍ

> *"Me apresuro a reírme de todo, para no*
> *verme obligado a llorar".*
> PIERRE A. C. BEAUMARCHAIS

INTRODUCCIÓN

Según un estudio sobre el impacto mundial de las enfermedades publicado por la Organización Mundial de la Salud en 1998, la depresión es la enfermedad con mayor discapacidad y morbilidad en mujeres en edad reproductiva (15-49 años de edad.) También, y según este mismo organismo, al menos el 95% de la población mundial se ha visto afectada de esta enfermedad una vez en la vida. Más aún, es posible que la mayoría de las neurosis, esquizofrenias, cuadros de ansiedad y ciertas formas de cáncer, tengan su origen en un cuadro depresivo. En este aspecto, un doctor llamado Hamer, quien intentó demostrar que el cáncer se asentaba casi de forma exclusiva en un cuadro depresivo anterior no resuelto o una situación de estrés insostenible, fue apartado de la profesión y metido en prisión, no fuera a ser que invalidara todas las teorías anteriores. Ese doctor olvidó que alrededor del cáncer hay una poderosa industria que proporciona millones de dólares y mucho prestigio a quienes ni siquiera saben curarlo, y que no podía intentar eliminar tanto desatino sin pagar un alto precio por ello.

Aunque solemos creer que la tristeza es una enfermedad tradicional en los países económicamente fuertes, sabemos que en países en vías de desarrollo la depresión representa el doble de incidencias con respecto a otra enfermedad común en este grupo de edad, como es la tuberculosis.

En el mundo occidental, la depresión suele tener un impacto aún mayor durante el posparto, en el crecimiento y adolescencia, así como en la etapa escolar que precede al ingreso universitario, en el ambiente familiar hostil y durante el trabajo en empresas económicamente inestables.

Mezclada frecuentemente con el desamor, la incertidumbre económica y laboral, el miedo a las enfermedades, y a la pérdida de la ilusión por el futuro, esta tristeza puede llegar a anular todos los mecanismos de defensa orgánicos, tanto físicos como mentales. Sin embargo, y a pesar de que existe una evidencia abrumadora sobre la magnitud y trascendencia de esta enfermedad del alma, de la incapacidad y morbilidad que produce, y de que rara vez es tratada adecuadamente a través de los centros estatales, no existen todavía iniciativas sistemáticas para corregirla y evitarla en los servicios de atención primaria que atienden a poblaciones de alto riesgo. Una corta visita al psiquiatra, con un diálogo que apenas llega a los 10 minutos, y una receta con dos o tres fármacos, es todo el alivio que esa mente angustiada puede esperar obtener.

Dedicada la medicina estatal al control y tratamiento de las enfermedades físicas, nadie parece conceder importancia capital a las enfermedades de la mente, invirtiéndose cuantiosas cantidades de dinero en buscar solamente remedios paliativos para las enfermedades crónicas. Si rebuscan en las opciones médicas, apenas encontrarán lugares de reposo, grandes centros de atención psicológica, y ni siquiera folletos explicativos para tratar de evitar que las personas caigan en el pozo que supone la depresión.

Sin embargo, la depresión es el trastorno que más visitas ocasionan al psicólogo, estipulándose en un 50% del total, aunque esta cifra pudiera ser más alta si tenemos en cuenta que en toda crisis de pareja hay siempre un componente depresivo. Sin embargo, los episodios de melancolía y sus formas clínicas constituyen el cuadro más típico de la depresión, pero suelen ser asumidos por el propio enfermo, quien se responsabiliza a sí mismo o sus circunstancias de su enfermedad.

> *"Si exagerásemos nuestras alegrías como lo hacemos con nuestras penas, nuestros problemas perderían su importancia".*
>
> **ANATOLE FRANCE**

REENCUENTRO CON LA FELICIDAD

"Me siento triste, tanto que no soporto ver a la gente feliz, observando indiferentes mi angustia por no conseguir sonreír. Es como si alguien en mi interior me hubiera robado la vitalidad, el entusiasmo y la capacidad para sacar provecho a la vida. Solamente la idea de la muerte parece aliviarme".

Estas frases pertenecen a una persona real, pero posiblemente son iguales a otras miles que quizá ni siquiera salieron de la mente de las personas deprimidas. Corroyendo cada parte de nuestro ser, la depresión se instala en nuestro cuerpo, abarcando simultáneamente el alma y los sentidos, pues no hay una sola parte de nuestro organismo que no se vea sacudida por ella. Nos puede invadir cuando somos niños con la misma intensidad que cuando somos adultos;

en la pobreza igual que en la opulencia; con belleza o con fealdad, y resistirse al tratamiento más pertinaz.

Aristóteles decía que *"...la felicidad alcanza hasta donde llega la facultad de pensar, y cuanto mayor sea la facultad de pensar en una persona, mayor será su felicidad"*. De este modo, las situaciones desagradables de la vida no deberían conducir necesariamente a una depresión, sino que dependerían de cómo esa persona interprete los acontecimientos. Por ello, es posible que la felicidad dependa más del modo en que asumamos las cosas que nos ocurren, de nuestra propia filosofía, que de los acontecimientos en sí mismos, por deprimentes que sean estos. El vaso medio lleno o medio vacío, según la filosofía tradicional.

Pudiera ser también que la tristeza se aprendiera, como se aprende a maldecir, a protestar o a criticar. Llegado ya a un alto grado de eficacia en este aprendizaje, el depresivo es capaz de darse por vencido, de no asumir ninguna responsabilidad, no responder a los estímulos, pues ha llegado a la conclusión, después de largos y penosos razonamientos, que cualquier cosa que haga, ya sea en ese momento o posteriormente, carecerá de toda importancia. *"Si antes estuve triste, si ahora estoy hundido ¿quién me asegura que mañana conseguiré estar alegre?"* Nadie, por supuesto, ya que es una batalla que hay que emprender casi en solitario.

Según Seligman, estas conclusiones forman un estilo de pensamiento mediante el cual el enfermo se explica a sí mismo porqué suceden las cosas negativas que le pasan, lo que le lleva a un desamparo aún mayor. Por el contrario, si fuera capaz de encontrar un estilo explicativo optimista bloquearía su tristeza, agrandando día a día su felicidad y encontrando situaciones gratificantes en cualquier situación.   En otras palabras, y según nos cantaba Bing Crosby (popular cantante de los 50s), *"cuando creas que todo es triste en tu vida, dedica más tiempo a contar tus venturas"*.

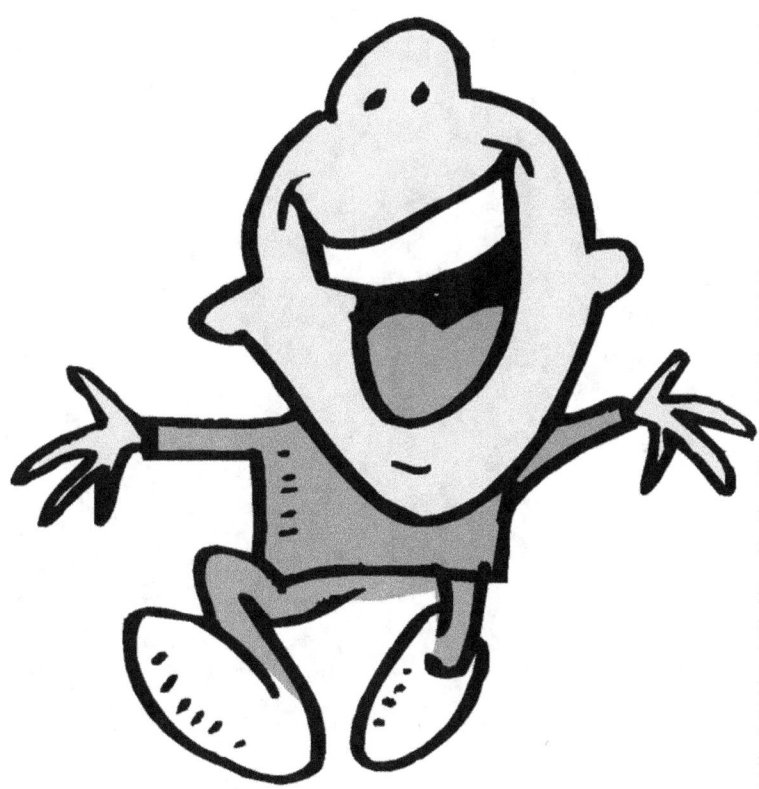

CAPÍTULO I

"Tener tranquilo el ánimo y alegre el humor a las horas de comer y de dormir, es uno de los preceptos cuya práctica contribuye más a prolongar la vida".

FRANCIS BACON

DESCRIPCIÓN

En un principio definida como un trastorno afectivo, término empleado más comúnmente en países angloparlantes, se ha ido sustituyendo por el de "Trastorno del humor", internacionalmente preferido y más preciso. Los humores, el estado de ánimo que mostramos a las personas, nos indican siempre que podemos "estar de buen o mal humor", aunque la gente lo relaciona más con cierta brusquedad de carácter, que con un estado depresivo. El malhumorado, aunque esté deprimido en su fuero interno, debe mostrarse agresivo, verbal y en ocasiones físicamente, pues así parece que da rienda suelta a su tristeza y frustración.

El **humor** es una emoción mantenida, aquello que denominamos como "estado de ánimo", y que conlleva sensaciones como ansiedad, ira, angustia, amor, entusiasmo y euforia. Sin embargo, en los trastornos del humor hay con frecuencia depresión y euforia alternadas. Es como si la coraza emocional que todos poseemos fuera eficaz en ocasiones y en otras inexistente.

Los afectos normales (tristeza, dolor y alegría) forman parte de la vida diaria, van vienen, y pueden ser tan fugaces como el llanto de un niño que reclama un juguete, o tan intensos como cuando vemos súbitamente a una persona querida. Estos casos, y otros similares, deben diferenciarse de los estados mórbidos más sostenidos propios de los trastornos del humor.

La **tristeza**, o depresión "normal", es una respuesta humana universal ante la derrota y el desaliento a las situaciones adversas, acompañando inexcusablemente al afligido, al apesadumbrado y al melancólico. No existe, aunque hay quien insista en ello, una depresión irracional o ilógica, sino una causa no encontrada. La respuesta puede ser una adaptación adecuada, por lo que no termina por afectar al organismo en su conjunto, desarrollándose gracias a ella ciertas cualidades, tal y como vemos en los artistas. El payaso que llora internamente, el escritor que logra sus mejores versos cuando está triste, o la enamorada despechada que es capaz de sacrificarse intensamente por los demás, son algunos de los ejemplos que ilustran los grandes resortes que se mueven durante la tristeza. También se producen períodos depresivos transitorios (habría que hablar quizá de añoranza) como reacción a ciertas vacaciones o aniversarios significativos, así como durante la fase premenstrual y la 1ª semana del posparto. Esta tristeza de las vacaciones, los recuerdos que vuelven durante los aniversarios o cumpleaños, y las depresiones que van unidas a las enfermedades, no son en sí mismas psicopatológicas, si bien las personas predispuestas a los trastornos del humor pueden desmoronarse durante dichos períodos. Mirar más al futuro que al pasado, sería una buena solución para ellas.

El **duelo** *(la pérdida de un ser querido),* es el prototipo de depresión reactiva, razonablemente comprensible, pero que también se manifiesta como cualquier otra con síntomas de ansiedad, insomnio inicial, agitación e hiperactividad del sistema nervioso autónomo. Estas reacciones se producen igualmente en respuesta a separaciones o pérdidas importantes; por ejemplo la muerte inexplicable de un ser querido, separación conyugal, fracaso sentimental, abandono del entorno familiar o emigración forzada. Afortunadamente, al igual que en otros tipos de adversidad, la privación y la pérdida parecen no causar depresión crónica, excepto en aquellos sujetos predispuestos a los trastornos del humor. Una vez compensada o asumida la ausencia, el alma se recompone.

La **euforia**, ese estado de ánimo propenso al optimismo, con manifestaciones tanto físicas como verbales, se asocia popularmente al éxito y a los logros. Sin embargo, y asumiendo el refrán que nos advierte que "después de la risa vendrá el llanto", las depresiones paradójicas también pueden seguir a estos episodios positivos, debido posiblemente al aumento de responsabilidades que conlleva. También es posible que el ser humano no sea capaz de asumir tanta felicidad y durante un tiempo muy continuado, necesitando cierto nivel de autodestrucción para estabilizarse en su justa medida. Esta contradicción que se da en la euforia la vemos habitualmente cuando lloramos de alegría o nos desmayamos después de saber una buena noticia. Cuando todo ha pasado el organismo está sensibilizado, débil física y emotivamente, y las lágrimas suelen ser una respuesta orgánica inevitable.

La euforia se muestra en ocasiones de forma equívoca como una defensa frente a la depresión o como una negación del dolor por la pérdida; por ejemplo, la intensa actividad que manifiesta una persona en una fiesta, organizando todo, simplemente con el propósito de ocultar la gran tristeza que le invade por causas afectivas. Esta hiperatividad eufórica puede sustituir completamente al dolor que era de esperar. No obstante, y puesto que los problemas no se han resuelto, cuando la fiesta acaba y la soledad renace, son frecuentes los episodios de jaquecas, insomnio y anorexia.

Los trastornos del humor se producen cuando la tristeza o la euforia son demasiado intensas y superan el impacto esperado, ocasionando estrés, el cual también puede surgir de forma interna; es decir, sin síntomas vitales aparentes. Además, en diferentes tipos de trastornos, los signos y síntomas pueden simular otras enfermedades, tal y como vemos en los dolores de estómago o el insomnio mantenidos durante al menos 15 días. De no solucionarse cuanto antes, estos males pueden seguir un curso de cronicidad intermitente, aunque de poca intensidad. La tendencia a las recaídas (especialmente importantes en el otoño o el tiempo lluvioso) y la carga afectiva familiar, son otras características que diferencian los estados del humor severos de las reacciones emocionales normales.

Es muy importante por ello diferenciar entre los trastornos del humor que muestran períodos depresivos y maníacos, y aquellos que sólo son depresivos. En los primeros, la edad de instauración es menor, los ciclos *(tiempo transcurrido desde que se declara un episodio hasta el siguiente)* son más cortos y, en consecuencia, la frecuencia de episodios y la tasa de alteración que afecta socialmente al individuo son mayores. Estas características se acentúan particularmente cuando los problemas son de ciclo rápido, enlazando así episodios de poca importancia uno con otro, lo cual genera casi un trastorno crónico, aunque de baja intensidad.

Esta patología tan mantenida se inicia comúnmente como depresión, y se caracteriza por al menos un periodo de euforia en algún momento durante el curso de la enfermedad, aunque es frecuente que se alternen los episodios maníacos completos y depresivos. También pueden darse episodios depresivos mayores con períodos hipomaníacos de menor duración, pero en estos casos el individuo suele adaptarse y funcionar socialmente sin problemas. Si ello ocurre, la persona no suele acudir a la consulta médica, pues piensa que lo puede encajar o que necesita simplemente "un amigo" que le ayude.

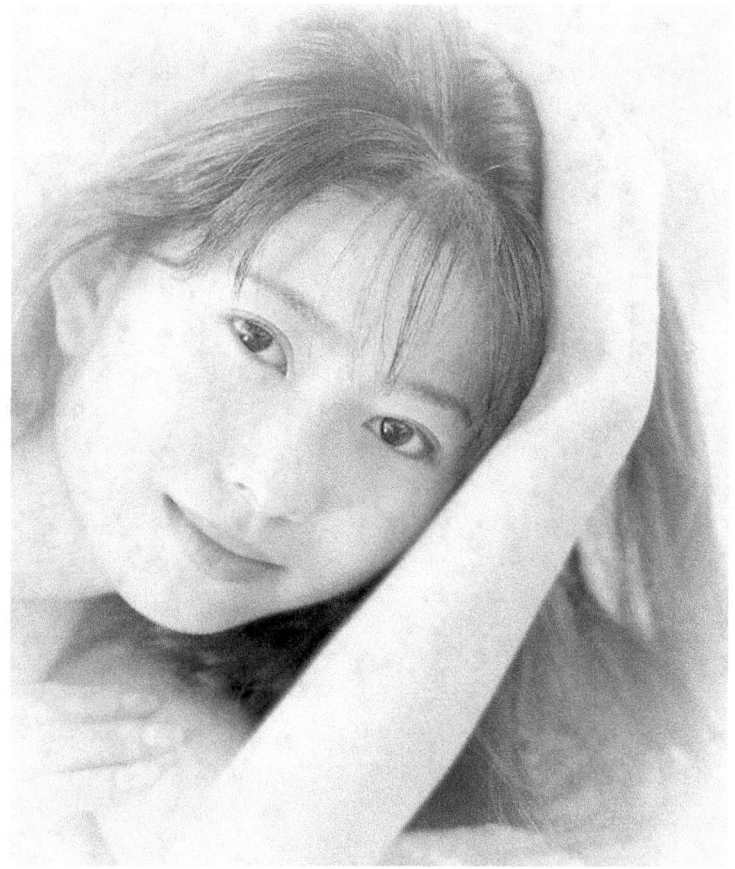

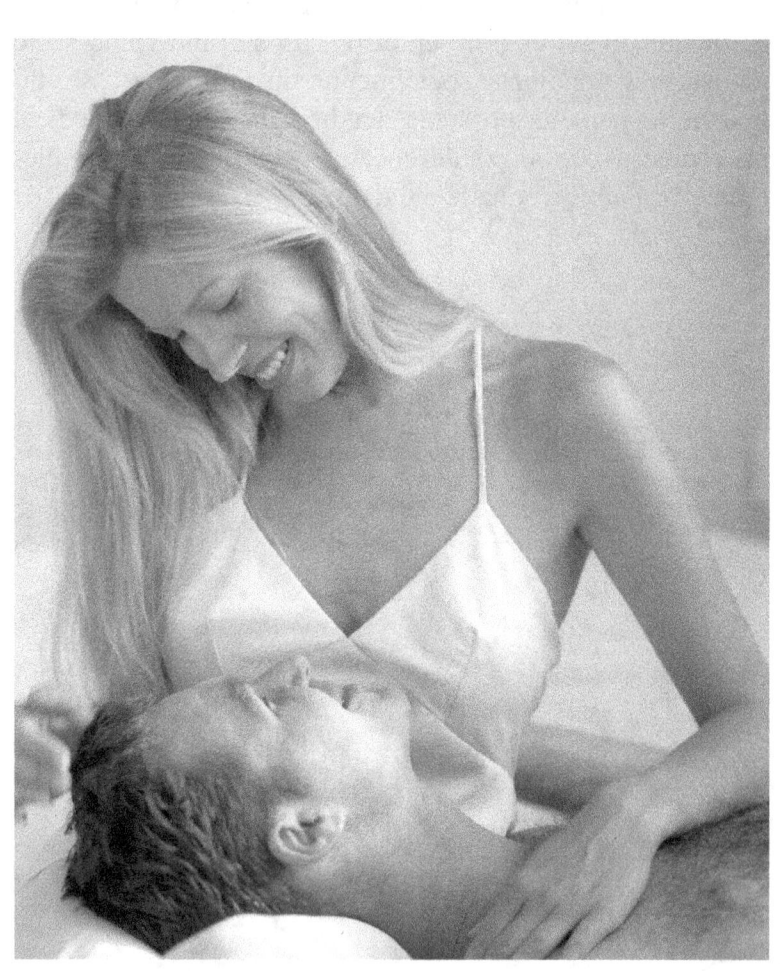

> *"Llorar, sí; pero llorar de pie, trabajando; vale más sembrar una cosecha que llorar por la que se perdió".*
>
> ALEJANDRO CASONA

TIPOS DE DEPRESIÓN

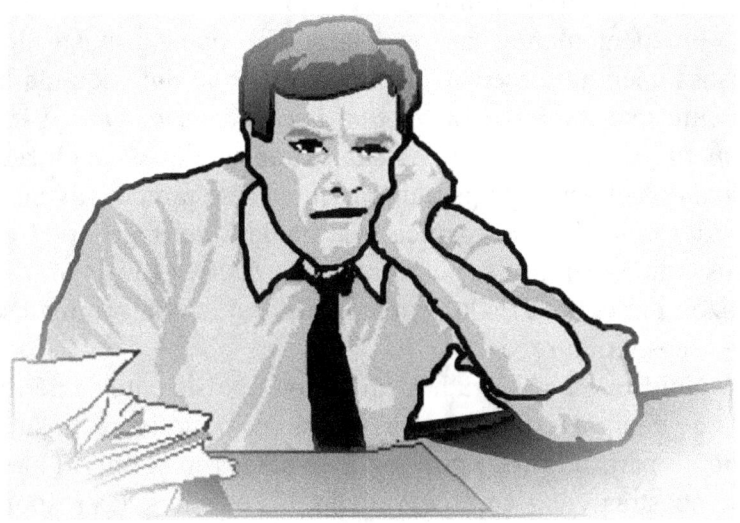

Aunque los psicólogos suelen distinguir varios tipos de depresión, hay siempre un nexo de unión entre todas ellas: la tristeza. La mayoría, además, están ocasionadas por la pérdida de algo importante: trabajo, jubilación, divorcio, soledad, etc., así como por frustraciones de todo tipo que convierten al individuo en autoagresivo, al no poder canalizar la agresión hacia afuera. Sería como recrearse en la propia tristeza, casi como culparse por no ser capaz de estar feliz con la situación presente. El deprimido no acaba de entender la razón por la cual en sus mismas circunstancias miles de personas son capaces de ser felices, recriminándose por la incapacidad para encontrar la filosofía necesaria para conseguir sosegar su espíritu. Desde un punto de vista más objetivo, nosotros sabemos que la felicidad de las personas que nos rodean no es tan segura, pues habitualmente solamente mostramos a los demás el escaparate de nuestras vidas, sin permitirles que lleguen a la trastienda, en donde seguramente todo está más revuelto.

Frecuentemente hay otros casos en que no existe una causa aparente desencadenante de este mal diciendo claramente que *"tengo todo lo que necesito en la vida y, sin embargo, no soy feliz"*. Esta extrañeza le es explicada cuando acuden a un psiquiatra, quien seguramente aventurará una hipótesis orgánica y le hablará del bajo nivel de sus aminas cerebrales neurotransmisoras, pero no aclaran la razón para ello. ¿Es la propia depresión la que origina ese descenso, o al revés?

Unida a esa tristeza hay un período persistente de pérdida de energía, con falta total de interés o motivación, suficiente para interferir con las actividades más importantes de nuestras vidas como el trabajo, los estudios, las responsabilidades familiares y relaciones interpersonales. La depresión por lo general produce baja autoestima, salvo que el enfermo consiga culpabilizar a algo o alguien de su desdicha; pero, aun así, el sentimiento de no ser capaz de sobrellevar su estado emocional le baja su propia valoración. También hay dificultad para concentrarse, trastornos del sueño y del apetito. Aunque habitualmente suele ser leve o moderada, cuando es intensa la comunicación es difícil o nula, incluso con personas afines, y el enfermo puede retraerse completamente hasta el extremo de no comunicarse en absoluto. En estos casos los síntomas serán más severos, tendrán mayor duración y en ocasiones le incapacitarán para que la persona realice sus labores cotidianas. En casos agudos suelen aparecer alteraciones físicas como: cefaleas, sensación de ahogo, insomnio, indigestiones, etc., y en los más extremos se puede llegar a la autolesión e incluso el deseo de suicidio, siempre presente, en mayor o menor intensidad, en el depresivo.

Tan generalizado está este mal, que en un país como España se suelen consumir anualmente alrededor de 30 millones de cajas de antidepresivos, entre tranquilizantes, ansiolíticos e hipnóticos. Esto sin contar tanto con las drogas legales (alcohol, tabaco, etc.), como con las ilegales de todo tipo que se utilizan también en muchos casos para vencer la depresión. Pero... ¿se puede superar la depresión con estos remedios? Estadísticamente, la depresión es un drama que afecta con mayor frecuencia a las mujeres (entre un 10 y un 15%), mientras que en los hombres la probabilidad es menor (entre el 5 y el 12%). Puede surgir a cualquier edad, aunque suelen aparecer los síntomas entre los 20 y 50 años.

Depresión endógena

Este tipo de depresión tiene una causa fundamentalmente biológica. No existe continuidad con la historia vital de la persona, no hay motivos para estar triste o melancólico, ni existen causas externas. Estas personas tienden a encontrarse mejor por las tarde y su patología se relaciona con el cambio de estación (hay un aumento de síntomas depresivos en primavera y otoño.) Frecuentemente su iniciación y curso se asocia a ritmos biológicos y suelen ser hereditarias. Paradójicamente, son las más difíciles de resolver, pues si no encontramos la causa ¿cómo podemos conseguir curarla?

DEPRESIÓN EXÓGENA

Como su nombre sugiere, es la causada por causas reales originadas en el exterior de la persona. También se denomina depresión reactiva, pues se producen como respuesta a una pérdida, un desengaño, una tensión u otro acontecimiento externo reciente. También pueden existir causas inespecíficas, manifestadas con frases como *"no encuentro sentido a mi vida"*, *"la sociedad me parece hostil"*, *"todo me da igual"*, etc., variando la intensidad del síntoma según la persistencia de la situación y la carencia de estímulos optimistas. Se dice que en las grandes ciudades es donde con mayor frecuencia se dan estas depresiones, alegando que existe "la soledad de las grandes ciudades", pero nadie en su sano juicio sería capaz de recomendar a una persona entristecida el aislamiento en un pueblo alejado y apenas poblado. Esos lugares aparentemente idílicos, entre los que incluimos los parajes naturales, son perfectos si estamos en compañía, pero abrumadores para estar en solitario.

Pay Kel (1979) afirma que "existe un riesgo seis veces mayor de desarrollar una depresión en los seis meses siguientes a la aparición de acontecimientos vitales estresantes", como por ejemplo la independencia y el abandono del hogar por parte de los hijos. Todo ha sido planificado años antes, pero se han magnificado tanto las virtudes que a la mente no han llegado nunca los inconvenientes, y si estos han sido advertidos por alguien se le responde: *"Prefiero eso a vivir sin libertad"* o *"Necesito vivir mi vida"*, retórica innecesaria ya que resulta imposible vivir la vida de los demás; si acaso, compartimos la vida. Indudablemente con el paso de los años la independencia no causa daño, seguramente beneficios, pero este periodo de adaptación conlleva un estrés que puede degenerar en un cuadro depresivo más o menos intenso.

Depresión somatógena

Este tipo de depresión está originada por causas físicas específicas y patologías orgánicas demostrables. También se llaman depresiones orgánicas, siendo las causas más frecuentes:
Trastornos tiroideos
Anemias
Infecciones víricas
Lupus
Cáncer
Parkinson

Causas yatrógenas:
Fármacos como anticonceptivos orales, corticoides, antihipertensivos, psicolépticos y otros.

Dentro del cuadro depresivo, independientemente si las causas son endógenas o exógenas, encontramos tres tipos: el trastorno depresivo mayor, el trastorno distímico y el trastorno bipolar. En cada uno de estos tres tipos de depresión, el número, la gravedad y la persistencia de los síntomas varían.

El **trastorno depresivo mayor** se manifiesta por una combinación de síntomas que interfieren en la capacidad para trabajar, estudiar, dormir, comer y disfrutar de actividades que antes eran placenteras. También denominado como *trastorno unipolar del humor,* suelen ser síntomas recidi-vantes (que se reproducen), aunque en algunos casos se producen sólo una vez en la vida, incluso cuando las cau-sas retornan. Pudiera ser que la persona haya asumido su enfermedad, que se haya hecho fuerte ante ella, y aunque le afecte no le desequilibra. Sin embargo, en un 15% de los casos la enfermedad se vuelve crónica y se declara nueva-mente después de los 50 años. La sintomatología puede incluir muchos e incluso todos estos problemas:

-Estado de ánimo triste, ansioso, con sensación de vacío, en forma persistente.

-Sentimientos de desesperanza y pesimismo. El futuro siempre está condicionado por el presente y, por tanto, es negativo.

-Sentimientos de culpa, inutilidad y desamparo.

-Pérdida de interés o placer en pasatiempos y activida-des que antes se disfrutaban, incluyendo la actividad sexual.

-Disminución de energía, fatiga, agotamiento, sensación de no poder asumir ni siquiera las actividades normales.

-Dificultad para concentrarse, recordar y tomar decisio-nes.

-Insomnio, despertarse más temprano o dormir más de la cuenta.

-Pérdida de peso, apetito o ambos, o por el contrario comer más de la cuenta y aumento de peso.

-Pensamientos de muerte o suicidio; intentos de suici-dio.

-Inquietud, irritabilidad.

-Síntomas físicos persistentes que no responden al trata-miento médico, como dolores de cabeza, trastornos diges-tivos y otros dolores crónicos.

El **trastorno distímico** es un tipo de depresión menos grave, pues aunque incluye muchos de los síntomas anteriores, éstos se manifiestan con menor intensidad, aunque con cierta cronicidad. La persona no se encuentra incapacitada para sus quehaceres normales, e incluso es posible que los demás no perciban su angustia, pero lo cierto es que no logra encontrar bienestar en su vida.

Podemos considerar a estas personas como perennemente tristes, con falta de espíritu vital, pero que asumen que aunque la vida no les agrada sacan fuerzas de flaqueza para trabajar. Suele darse en mayores de 21 años y aunque se producen habitualmente episodios mayores superpuestos, el retorno a la situación de casi normalidad suele ser la regla.

En la **psicosis maniacodepresiva** (*trastorno ciclotímico o bipolar*) aparecen períodos elevados y depresivos con un menor grado de severidad, que duran desde unos pocos días hasta 2 semanas, con un curso irregular intermitente. Este tipo, que no se encuentra con tanta frecuencia como los anteriores, se caracteriza por cambios cíclicos en el estado de ánimo, pudiendo pasar desde fases de ánimo elevado o eufórico, a estados depresivos bien marcados, incluso en pocas horas.

Cuando una persona está en la fase depresiva del ciclo, puede padecer uno, varios o todos los síntomas del trastorno depresivo, pero cuando se encuentra en la fase maníaca, la persona puede estar hiperactiva, hablar excesivamente y tener gran cantidad de energía. Aparentemente se encuentra curada y jovial, pero un análisis más profundo delatará alteraciones en la manera de razonar y comportamiento con los demás. Esta euforia forzada, el deseo de aparentar felicidad y dinamismo, puede llevar a que la persona se meta en graves problemas y situaciones embarazosas, invirtiendo inconscientemente los ahorros o realizando las vacaciones soñadas, incluso despidiéndose del trabajo. También son frecuentes los romances insensatos.

Los síntomas son parecidos al trastorno depresivo mayor, y comprenden:

-Pérdida de la autoestima o confianza exagerada.

-Ensimismamiento y poca capacidad de concentración en los asuntos cotidianos.

-Sentimientos de desesperanza, viendo el futuro sin alicientes.

-Sensación de sentirse inútil, efectuando comparaciones con personas triunfadoras.

-Sentimientos de culpabilidad excesivos o inapropiados.

-Fatiga (cansancio o aburrimiento) que dura semanas o meses

-Lentitud exagerada hasta para cuidar su cuerpo.

-Somnolencia diurna persistente, con menor necesidad de sueño por la noche.

-Problemas de concentración, fácil distracción por sucesos sin trascendencia

-Dificultad para tomar decisiones, alternada con impulsividad.

-Pérdida del apetito, incluso anorexia pertinaz.

-Pérdida involuntaria de peso.

-Pensamientos anormales sobre la muerte, viéndola cercana y dolorosa.

-Pensamientos sobre el suicidio, planificación de suicidio o intentos de suicidio.

-Disminución del interés en las actividades diarias.

-Disminución del placer producido por las actividades cotidianas.

El término **melancolía** (*la tristeza profunda y permanente*) se reserva para las formas más típicas de trastorno depresivo mayor con manifestaciones como agitación pronunciada, pérdida de peso, sentimiento de culpa, insomnio intermedio o matinal, variación diurna del humor y de la actividad matutina, y pérdida de la capacidad para experimentar placer. No obstante, la melancolía se mezcla en ocasiones con la añoranza y la morriña, sensaciones que nos llegan sobre tiempos pasados, cuando las experiencias eran sumamente gratificantes. Siempre y cuando no condicione nuestro presente y futuro, revisar el pasado glorioso, la lejana juventud, y los amores que finalizaron para no volver, puede ser un aliciente para seguir luchando.

El **trastorno depresivo atípico** es diferente en su curso, pues se une a tendencias ansiosas fóbicas y signos vegetativos inversos, como empeoramiento vespertino e insomnio intenso matinal. Suele ir unido a alteraciones como agorafobia, crisis de ansiedad, terrores inespecíficos y frustraciones intensas. Con el tiempo, y puesto que es difícil etiquetar estos males, el enfermo es caldo de cultivo de psiquiatras empeñados en curar todas las enfermedades del alma con medicamentos. Al final, y si alguien no pone remedio, serán consumidores habituales de psicofármacos, entrando en una dependencia que será con el paso del tiempo más incurable que la enfermedad original.

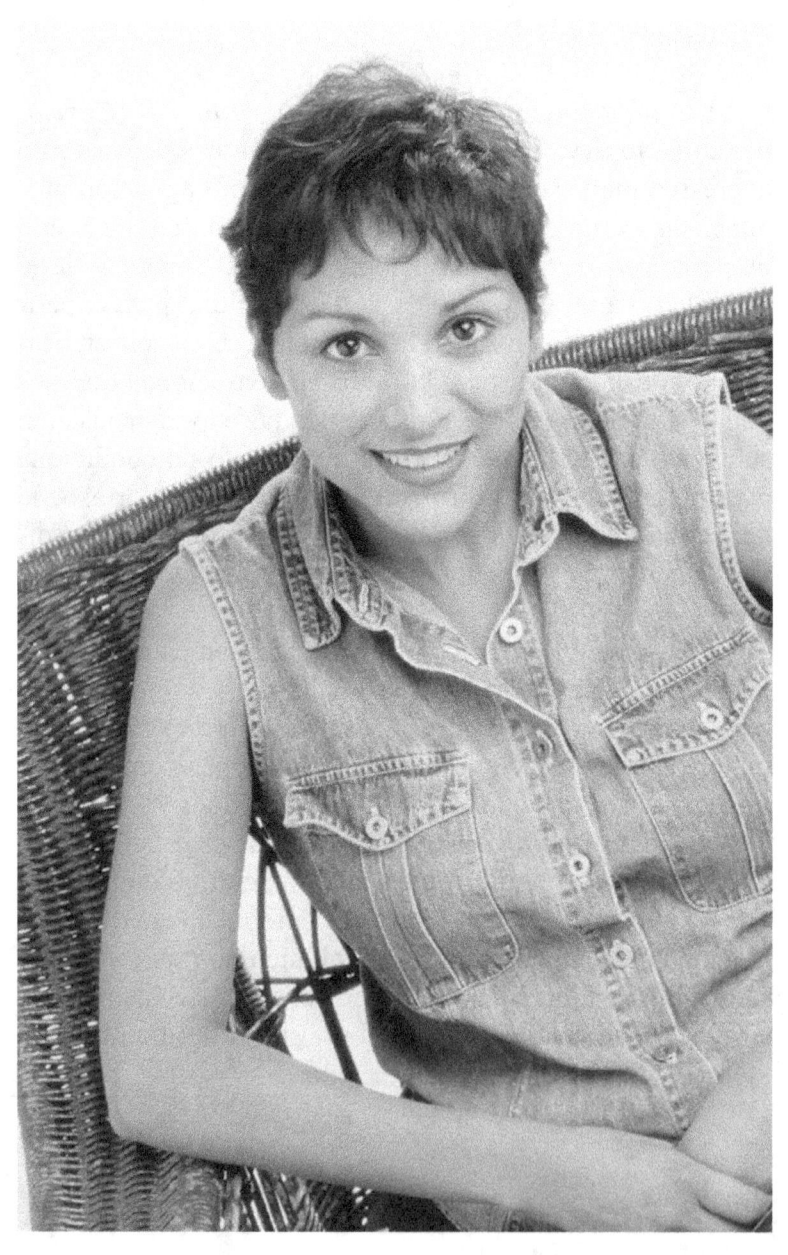

CAUSAS

Existen varias teorías que intentan explicar la causa de la depresión:

1. La teoría conductual: **falta de refuerzo**.

La depresión podría deberse a una falta de refuerzos, estímulos, que hace que quien la padece no actúe ni siquiera físicamente. Debido a la inactividad el deprimido no encuentra alicientes en la sociedad y en consecuencia la depresión se perpetúa. Cada vez que lo intenta manifiesta agotarse, incluso cuando solamente pone en acción sus razonamientos. Este agotamiento físico no es muscular, aunque los músculos no responden a los estímulos mentales.

Según esta teoría, el tratamiento consiste en una programación de actividades que comienzan a dar al sujeto los refuerzos que necesita. Sin embargo, como uno de los problemas con los que se encuentra el depresivo es que dice que no tiene fuerzas para hacer nada, insiste en que cuando se le cure la depresión y se sienta bien es cuando saldrá y hará las cosas que le indican como necesarias. Pero como el orden de la curación está invertido en su mente, pues debería primero moverse, la enfermedad se consolida.

2. La teoría cognitiva: la depresión es el resultado de **pensamientos inadecuados.**

Indudablemente cada acto de nuestra vida puede ser juzgado de diferente modo, como el color del cristal o el vaso de agua medio lleno. El deprimido posee una alteración en la forma de pensar, distorsionando la realidad y viéndola de forma negativa en una triada curiosa donde está él mismo, el mundo y el futuro. Pueden verse torpes, desgraciados y sin valor personal, atribuyendo sus experiencias desagradables a su carencia de valores. Los errores, por tanto, no son producto de las circunstancias, ni de los obstáculos normales de la vida, sino de ellos mismos, culpabilizándose y pensando que carecen de la capacidad necesaria para sentirse felices y llevar la vida que les gustaría.

En el polo opuesto y conduciendo igualmente a la depresión, nos encontramos con el negativismo hacia el futuro, pues si el pasado fue malo y lo es el presente, también lo será el futuro; así que –insisten- para qué luchar. Estas personas no se consideran inútiles, pero han encontrado siempre un demonio en sus vidas que les ha llevado al fracaso, generalmente ellos mismos. De esto modo, y con esta coartada, ven siempre el vaso de su vida medio vacío, y cuando intentan algo es tan insensato y precipitado que caen en un nuevo error. Su obsesión por culpabilizarse a sí mismos les impide ser objetivos, pues con frecuencia hay otras causas razonables de su infortunio.

Interpretan la realidad de forma negativa y tienden a centrarse más en el lado malo de las cosas, no siendo capaces de ver las partes buenas de su existencia. Cuando se les recuerda que en su vida existen más motivos de alegría que de tristeza, alegan que son diferentes puntos de vista, pues la parte negativa de su balanza está totalmente desequilibrada en ese sentido.

El tratamiento consiste en detectar los pensamientos automáticos negativos de los enfermos para analizarlos y cambiarlos racionalmente. Se trataría de frenar ese instinto para juzgar cualquier hecho de forma incorrecta, pidiéndole que no concentre sus pensamientos solamente en ese sentido.

Cuando pensamos mucho sobre un tema triste vamos reduciendo la objetividad de forma que simplificamos el contenido, y lo único que sentimos son las sensaciones corporales, recreándonos en el malestar. De este modo, el deprimido ve claramente la relación entre la sensación corporal y el pensamiento, y de hecho basta con preguntarle qué siente para que nos describa con todo detalle la causa de su malestar. Uno de los problemas que ocurre con este tipo de pensamientos automáticos es que se confirman a sí mismos. Su habilidad es tal que cualquier hecho que ocurra ese día, en su vida o la ajena, les confirma que es lógico que se encuentren deprimidos. "¿Ves cómo tenía razón?" –dicen casi alborozados.

3. La indefensión aprendida: la **incapacidad** para poder resolver algún problema.

Asociada con ella está la teoría del desaliento, durante el cual hay una **pérdida de la esperanza** para conseguir los refuerzos que queremos. Tienen una visión negativa del futuro. Piensan que sus penas y dificultades no terminarán nunca, y que puesto que hasta ahora todo es negativo no existen razones para que esta tendencia cambie. Esperan siempre lo peor del futuro y están convencidos de que, hagan lo que hagan, todo será inútil, y eso incluye las relaciones personales y la mejora en el puesto de trabajo. Su predisposición al fracaso es tan alta que, como consecuencia, terminan haciéndolo mal. Es como un karma que ellos mismos se generan; una especie de masoquismo. La apatía y la falta de energía provienen de la creencia de que van a fracasar en todo cuanto se propongan y, por tanto, es absurdo intentar nada. La demanda imperiosa de ayuda, en busca de alguien que le proporcione soluciones a su estado emocional, le confirma su inutilidad para resolver sus problemas. Pero pronto comprenden que el psicólogo, si es que acuden, es solamente un guía o alguien que ve nuestros problemas bajo otro punto de vista, no quien va resolver sus problemas.

4. Teoría **biológica**:

La parte del cerebro responsable de regular las emociones se llama el sistema límbico, que también controla funciones como la temperatura corporal, apetito, niveles hormonales, sueño, presión sanguínea y conducta o comportamiento.

La depresión, según esta teoría, está originada por un **desequilibrio de los neurotransmisores,** a su vez originado por una carencia o sobre estimulación de estos. La información transferida de una parte del cerebro a la otra por estos agentes químicos es incorrecta, y solamente restituyéndola a sus niveles adecuados se podría curar la depresión. En esta teoría es donde se basa la acción de los psicofármacos, pero aunque inicialmente la depresión mejora con su ingestión, es recurrente y llega a cronificarse precisamente por el uso de estas sustancias químicas. Un problema añadido, es que de tratarse el problema depresivo mediante el uso exclusivo de los fármacos se minimizan las posibles causas reales, físicas, sociales o laborales, con lo cual y aunque el enfermo se sienta mejor el problema subyace.

Causas frecuentes de depresión y su
alter ego la euforia

Tipo de causa	Depresión	Euforia
Farmacológicas	Anticonceptivos, esteroides	Corticoides
	Abstinencia de anfetamina	Levodopa
	Cimetidina (antiulceroso)	Cocaína
	indometacina (antirreumático)	Anfetaminas
	Mercurio	Antidepresivos
Infecciosas	Gripe; neumonía vírica	Encefalitis de
	Hepatitis vírica	San Luis
	Mononucleosis infecciosa	
	Tuberculosis	
Endocrinas	Hipotiroidismo	Hipertiroidismo
	Hiperparatiroidismo	
	Enfermedad de Cushing	
	Enfermedad de Addison	
Colágeno	Lupus eritematoso sistémico	Corea reumática
	Artritis reumatoide	
Neurológicas	Esclerosis múltiple	Corea de
	Enfermedad de Parkinson	Huntington
	Traumatismo craneal	
	Convulsiones parciales complejas	
	(lóbulo temporal)	
	Tumor cerebral	
	Accidente vascular cerebral	
	Demencia en fase precoz	
	Apnea del sueño	
Nutritivas	Pelagra, Déficit de vitamina B12	
Neoplásicas	Cáncer de la cabeza del páncreas	
	Carcinomatosis diseminada	

Los estados psíquicos que presentan un alto riesgo de depresión incluyen trastornos de ansiedad, alcoholismo y otras alteraciones por consumo de sustancias, así como por esquizofrenia, personalidad antisocial y homosexualidad no asumida. El trastorno depresivo no suele producirse como complicación de otro estado psíquico, del mismo modo que el consumo de alcohol y el abuso de otras drogas no son un desencadenante, sino la consecuencia del estado depresivo. Es más, muchas personas intentan curar su estado emocional precisamente con estas sustancias, lo que indudablemente agudiza a corto plazo el problema.

En los estados afectivos asociados a otros trastornos físicos son frecuentes los síntomas de depresión y manía, así como las combinaciones con paranoia, ansiedad, delirio o demencia. Cuando se desarrolla un síndrome depresivo durante una enfermedad suele atribuirse normalmente a los efectos secundarios de los medicamentos, o incluso a la misma inactividad, trastorno generalmente reversible.

Otra causa no menos habitual para la depresión es la **herencia,** un factor comprobado. También se ha planteado la hipótesis que en realidad se adquiera el hábito de "estar deprimido", pues una persona habituada a escuchar en su familia estas palabras seguramente las asumirá pronto como algo normal. No obstante, se han observado en grupos familiares ciertas evidencias neurofisiológicas y endocrinas que implican una tendencia a padecer depresión.

Finalmente, hay quien se sumerge en la depresión básicamente para contar con todo detalle cómo se siente, buscando atención o un protagonismo desmedido, implorando comprensión y cariño. Cuando la familia y amigos se aburren de su tristeza continuada, abruman a su médico o psicólogo, del cual nunca se separan pues saben que a causa de su profesión tendrán que escucharles. Su coartada es que se consideran unas víctimas, y utilizan la coacción mediante amenazas larvadas de un posible suicidio en el momento en que dejen de atenderle.

NUEVOS CRITERIOS

Básicamente, la depresión es un trastorno en la afectividad o el estado de ánimo, aunque actualmente se define por sus características y no por sus supuestas causas u orígenes, como se concebía hace algunos años. En efecto, se hablaba de **depresión endógena**, aduciendo que el trastorno depresivo tendría un origen biológico, esto es, por un fallo en los neurotransmisores. Como opuesto a esta teoría, se diagnosticaban **depresiones exógenas** o reactivas, en las cuales las causas del problema serían factores externos desencadenantes. También se hacía el diagnóstico "depresivo involucional", indicando que el origen del problema era la edad de la persona y dependiendo de la gravedad de la depresión, se diagnosticaba como "depresión neurótica", si era más leve; o bien "psicótica" en su forma más severa. A pesar de todo, estos enfoques del problema siguen siendo compartidos por muchos especialistas.

Sin embargo todo este sistema clasificatorio provocaba una gran confusión, y los especialistas (médicos, psicólogos, psiquiatras) tenían grandes diferencias para decidir en qué categoría situar a sus pacientes. Pero no solamente existía ese problema, sino que también se presentaba otro, relacionado con el tratamiento, ya que si la depresión era endógena, el tratamiento se haría en base a medicamentos; y si la depresión era exógena, el tratamiento indicado se haría mediante psicoterapia.

Ahora bien, según el Dr. Beck, un reconocido especialista, dividir la causa de la depresión en campos opuestos, biológicos o psicológicos, y el tratamiento en psicofármacos o psicoterapia, puede ser conveniente en algunos casos y servir para ciertos propósitos prácticos, pero no de un modo generalizado. Los trastornos mentales, como la depresión, no pueden ser considerados ni psicogénicos o bioquímicos, ni reactivos o endógenos.

Según sus declaraciones, la manera más acertada de considerar la depresión es reconociendo que los fenómenos psicológicos y bioquímicos son sólo diferentes caras de la misma moneda; dependiendo de las unidades de observación y de las técnicas que se estén usando. Un psiquiatra solamente considerará la aplicación de los medicamentos en el tratamiento, mientras un psicólogo insistirá en el psicoanálisis o las terapias de refuerzo y asimilación del problema.

Sin embargo, es crucial tener en consideración que siempre que hay un proceso psicológico, y al mismo tiempo hay un proceso bioquímico que lo acompaña. Entonces, de acuerdo con Beck, si hay un proceso psicológico anormal -como la depresión-, podemos decir que el proceso bioquímico también es anormal. En consecuencia, seria un simplismo presumir que la bioquímica causa el trastorno psicológico y viceversa.

Lo señalado anteriormente también queda bien definido con las investigaciones de Seligman, quien demostró que, después de un shock imprevisto, los animales permanecían inmóviles y no hacían nada para evitar nuevos estímulos nocivos, incluso aunque pudieran escapar. Esta situación de desamparo es similar a la depresión, en la cual hay también un ineficaz sistema de defensa para resolverlo; en ambos, por supuesto, hay alteraciones químicas y psicológicas mezcladas. Esto nos lleva a la conclusión de que ante un estado depresivo se deben unir los tratamientos farmacológicos y los psicológicos, aunque el problema es que ambos especialistas no suelen trabajar unidos y ni siquiera se conocen. ¿Qué aporta como ventaja la medicina natural? La más obvia: la carencia de especialistas. Puesto que el terapeuta es uno solo, las sesiones suelen incluir un largo diálogo, una visión imparcial del problema de fondo, complementada con la terapia naturista no agresiva, en un intento de recomponer todo el organismo, no solamente las supuestas alteraciones químicas detectadas.

Otro dato de interés es que ahora la nueva clasificación de los estados depresivos pone más atención en lo que dice, hace y piensa la persona, y ya no se tiende a diferenciar si las causas son exógenas o endógenas. Puesto que el tratamiento va a tratar al individuo teniendo en cuenta su cuerpo, mente y espíritu, ¿de qué sirve establecer una diferencia? También ahora se tiene muy en cuenta la melancolía, la añoranza de tiempos mejores, como un síntoma parecido al depresivo, pero en estos casos se pretende que el enfermo asuma con felicidad esa época, no con pena, pues el futuro se debe construir basándose solamente en los nuevos hechos.

INCIDENCIA

Aunque aproximadamente 1 de cada 4 individuos experimenta frecuentemente alguna forma de trastorno afectivo, el riesgo de padecer trastornos del humor importantes es, quizá, mayor del 15 % (12 % en varones y 18 % en mujeres.) Las cifras son mayores en mujeres para las formas leves de depresión, y casi iguales en la enfermedad maníacodepresiva. Los trastornos bipolares suelen iniciarse en la adolescencia y las décadas de los 20 y los 30, mientras que los estados depresivos mayores se distribuyen más uniformemente durante la vida. La diferente valoración que hacen las mujeres sobre su vida afectiva condiciona mucho las causas reales de la depresión, mientras que en el hombre lo son los problemas laborales.

En cuanto a la asistencia médica, encontramos que el 25 % de los enfermos acuden por periodos variables a las instituciones mentales públicas, casi un 40 % de esta cifra lo hacen en tratamientos ambulatorios estatales, alcanzando el 60 % quienes prefieren las instalaciones psiquiátricas privadas. No obstante, un 45% del total de afectados acude preferentemente a consultas no psiquiátricas (medicina general, psicólogos, naturópatas, filósofos, religiones), y el 35% restante no acude ni siquiera a un especialista, intentando sobrellevar su enfermedad con la mayor entereza posible.

La causa de este alejamiento hay que verla en la idea de que todo tratamiento de la depresión conlleva la toma de psicofármacos, algo que no gusta a un alto porcentaje de la población afectada. Las estadísticas efectuadas para evaluar el consumo del Hipericón (una planta medicinal que estudiaremos luego), nos confirman este dato: la mayoría de los enfermos depresivos acuden primeramente a la toma de alguna planta medicinal inocua, antes que a la consulta del psiquiatra. También, y esto es significativo, suelen acudir antes a contar sus vivencias y temores a un amigo o familiar, mucho antes que a un psicólogo. Paradójicamente, los padres de hijos afectados de depresión les llevan cuanto antes al psicoterapeuta, pero ellos mismos prefieren tratársela de forma más filosófica, con razonamientos o mediante consejos. Finalmente, y aunque solemos decir que la depresión es una enfermedad que va unida al desarrollo económico no es cierto, pues es un trastorno que llega a todas las culturas, clases sociales o razas, y ni siquiera están libres de padecerla quienes viven rodeados de praderas y montañas, lo mismo que aquellos que han decidido recluirse en un monasterio.

No obstante, los factores socioculturales modifican las manifestaciones clínicas; en las clases socioeconómicas más bajas son más frecuentes los síntomas somáticos, preocupación, tensión e irritabilidad, mientras que los pensamientos de culpabilidad y autorreproches son más característicos de las depresiones en las culturas anglosajonas, y en algunos países mediterráneos y africanos, así como en los negros americanos, la manía tiende a manifestarse de forma más florida.

El fuerte impacto social

Los estudios nos demuestran que la depresión puede ser una enfermedad grave, presentándose con una frecuencia superior al resto de las enfermedades en el ámbito de la atención primaria médica, y que tiene un impacto social y sobre la salud superior al de enfermedades como la hipertensión, la diabetes, la artritis o el dolor de espalda. La depresión se asocia con las enfermedades graves y una elevada mortalidad, presentándose a menudo de forma crónica y recurrente. Otros estudios nos demuestran que la enfermedad depresiva comprende un abanico de síntomas que van desde trastornos relativamente leves hasta alteraciones psicóticas muy graves, pero que incluso en los trastornos leves se ve afectada la función social de los afectados, precisando un apoyo considerable de sus familias. Tan importante es esta enfermedad, que se considera la que mayor impacto social tiene y por ello con una considerable repercusión económica.

Siguiendo con los datos estadísticos, se estima que al menos un 17% de las personas han padecido una depresión grave en su vida, con una incidencia de aproximadamente el doble en las mujeres que en los hombres. Además, el 75-80% de los afectados vuelven a padecerla, posiblemente con la misma intensidad, y el 15-20% la desarrollan de forma crónica. Existen predicciones que estiman a su vez que la depresión se convertirá en la segunda enfermedad más incapacitante del siglo XXI, superada tan sólo por las cardiopatías.

Un estudio realizado en nuestro país en el que se analizaron los datos del consumo de antidepresivos en la Seguridad Social entre 1985 y 1994, muestra que el consumo de estos medicamentos se ha triplicado en los últimos diez años, aunque se encuentra todavía muy por debajo del que corresponde al número de afectados. Ello nos lleva a la conclusión ya apuntada anteriormente, y es que la mayoría no acuden a un especialista para solucionar su enfermedad depresiva, lo que posiblemente harían si se tratada de otra enfermedad no relacionada con los sentimientos. Es como si el problema de tristeza debiera solucionarse de manera personal, mientras que una artrosis, por ejemplo, es obligado que sea tratada por un médico.

Poca atención

Las personas que sufren alguna experiencia vital traumática (divorcio, muerte de persona querida, despido laboral, etc.), o que carecen de apoyo social, son más proclives a sufrir esta enfermedad. Los antecedentes familiares de depresión constituyen un importante factor de riesgo para padecerla en el futuro, particularmente en las personas con depresión recurrente, melancólica, o de inicio precoz (antes de los 20 años); sin embargo, los acontecimientos de la vida reciente son probablemente los más importantes para precipitar una recaída.

No obstante, no siempre es el propio enfermo quien se niega la asistencia, pues las estadísticas nos demuestran de nuevo que el mayor problema está en la atención primaria, cuando acude al médico estatal para contarle su enfermedad. Minimizada con frecuencia o solucionada con un "tómese estas pastillas y venga a verme dentro de un mes", sin la adecuada evaluación psicológica, el paciente se desilusiona por ese trato tan superficial y desiste de volver a intentarlo. Incluso aunque se le recomiende acudir al psiquiatra (especialista que recurrirá casi siempre al tratamiento con fármacos), la necesidad de hablar largamente de su problema no quedará cubierta y el afectado considerará que su gran problema no es tenido suficientemente en cuenta. A menudo, y en el mejor de los casos, sólo se identifican y tratan los síntomas, en lugar de realizar un estudio profundo y personalizado completo del síndrome de la depresión.

Todo esto nos lleva a considerar que esta enfermedad se diagnostica mal en la atención médica estatal, en parte porque aproximadamente la mitad de los pacientes depresivos acuden al médico manifestando síntomas somáticos, tales como alteraciones del sueño, dolor de cabeza, molestias gastrointestinales, fatiga o pérdida de peso, en lugar de hablar de su depresión. De forma adicional, un 50% de los pacientes que están deprimidos presentan una enfermedad relacionada, que generalmente cursa con síntomas dolorosos imprecisos o disminución de la actividad física, lo que desvirtúa la verdadera naturaleza de la enfermedad. De ello deducimos que la depresión a menudo se diagnostica por exclusión, una vez que se han tratado los síntomas de forma diversa, aparato digestivo primero, dolores articulares después, problemas con el sueño, etc.

La depresión en los jóvenes

Esta situación es particularmente problemática entre los jóvenes, pues según la creencia popular tienen el "divino tesoro" de la juventud y están tan perfectamente atendidos en sus hogares que no hay motivo para la tristeza. Este razonamiento ha ocasionado que la enfermedad esté aumentando entre las personas de menos de 25 años (varones en particular), con una elevada frecuencia de deseos suicidas. Dado que existe una baja sospecha de depresión entre los jóvenes, se produce un insuficiente nivel de reconocimiento y diagnóstico, pero sin un tratamiento psicológico rápido y eficaz la depresión en este grupo de edad puede cronificarse. También se ha comprobado que la incidencia es igual en todo el mundo juvenil, entre las clases pobres y las ricas, en los países desarrollados igual que en el Tercer Mundo, y la única diferencia es que en unos lugares se diagnostica y en otros ni siquiera se le tiene en cuenta.

La depresión en los ancianos

Igualmente que existe cierta tendencia a pasar por alto la depresión en los jóvenes, los especialistas son más proclives a identificarla en los ancianos. Ellos tienen motivos concretos para estar tristes (la edad, las enfermedades, la soledad…), aunque también existen problemas médicos para tratarla, pues los efectos iatrogénicos de los medicamentos les ocasionarán posiblemente mayor daño que la misma enfermedad. Sabido esto, parece razonable pensar que se deberían emplear con mayor frecuencia las terapias puramente sicológicas y de psicoanálisis, pero un simple vistazo a nuestro alrededor nos demuestra que no es así: las consultas psicológicas nunca están llenas de ancianos.

Las encuestas son claras y puesto que la mayoría de las personas que padecen una depresión incipiente acuden a los centros de atención primaria estatales, allí es donde se debería tratar con mayor eficacia; primero escuchando y luego diagnosticando con precisión.

Manifestaciones

Los síndromes de depresión y manía, al igual que muchas otras anomalías, son el origen para el desarrollo de nuevas enfermedades cuya causa original estriba en una aparentemente sencilla depresión. Pronto, los problemas afectivos originales se superponen a los trastornos no afectivos, creando una enfermedad física en ocasiones más importante que la afectiva. Algunos de ellos, como la depresión que se declara durante el mixedema (una afección del tiroides), pueden atribuirse a factores puramente químicos y se consideran depresiones sintomáticas. Otros, como los estados depresivos crónicos que acompañan a las enfermedades cardiopulmonares gravemente debilitantes, se explican como una reacción depresiva a las limitaciones impuestas por la enfermedad. Lo más común es que ambas causas sean endógenas, esto es, que una vez resuelta la enfermedad física la depresión remite igualmente. Por ejemplo, la depresión de los esquizofrénicos, que suele originarse por las altas dosis de medicamentos depresores, remite justo cuando se suprime la medicación.

Esto es algo similar a la profunda y comprensible desmoralización impuesta por un trastorno físico maligno, o en las psicosis depresivas de la enfermedad de Cushing (una anomalía endocrina). También lo vemos en los cambios de imagen corporal en una mujer afectada de acné, hirsutismo (exceso de vello), obesidad, estrías, etc., las cuales generan a su vez un cuadro depresivo que mejorará al mismo tiempo que lo haga la enfermedad corporal. Es interesante mencionar que también hay numerosos medicamentos que originan depresión, tal y como hemos descrito antes.

En la siguiente tabla se analizan las diferencias entre la depresión y el síndrome maníaco, en ocasiones concluyentes y similares. En el síndrome depresivo el humor es típicamente deprimido, irritable o ansioso, o una combinación de ellos. No obstante, en las depresiones enmascaradas, una depresión experimentada de forma consciente puede llegar a ser verdadera.

Manifestaciones clínicas de los estados depresivos y maníacos

	Síndrome depresivo	Síndrome maníaco
Humor	Deprimido, irritable o ansioso (el paciente no obstante puede sonreír o negar sus cambios de humor, y en vez de ello, referir dolor). Llanto (el paciente puede referir incapacidad de llorar)	Eufórico, irritable u hostil. Llanto momentáneo
Manifestaciones psicológicas asociadas	Falta de autoconfianza, baja autoestima, autorreproche. Escasa concentración, indecisión. Reducción de la gratificación; pérdida de interés en las actividades habituales; pérdida de lazos; retracción social. Expectaciones negativas; desesperanza, impotencia; aumento de la dependencia. Ideas recurrentes de muerte y suicidio.	Aumento de la autoestima; alardes; grandiosidad. Taquipsiquia (aceleración de las sensaciones); asociaciones sonoras (nuevos pensamientos desencadenados más por el sonido de las palabras que por su significado); distracción. Mayor interés en nuevas actividades, personas, objetos creativos; mayor implicación con otras personas (que a menudo se ven molestadas con el comportamiento intrusivo y entrometido del paciente); compras irrefrenables; anomalías sexuales; inversiones en negocios sin sentido.

	SÍNDROME DEPRESIVO	SÍNDROME MANÍACO
Manifestaciones somáticas	Retardo psicomotor; astenia, Agitación Anorexia y pérdida de peso o aumento de peso Insomnio o hipersomnia Irregularidades menstruales; amenorrea. Pérdida del deseo sexual.	Aceleración psicomotriz; eutonía (aumento del sentimiento de bienestar físico) Posible pérdida de peso por aumento de la actividad y falta de atención a hábitos dietéticos adecuados. Menor necesidad de sueño. Aumento del deseo sexual.
Síntomas psicóticos	Delirio de indignidad y de pecado Delirios de referencia y persecución Delirios de enfermedad (Ideas delirantes de capacidad mental somática o hipocondríaca) Delirios de ruina. Alucinaciones depresivas en la esfera auditiva, visual y, raramente, olfatoria.	Ideas delirantes de talento excepcional. Ideas delirantes de asistencia; ideas de referencia y persecución y física excepcionales. Ideas delirantes de riqueza, pasado aristocrático u otra identidad grandiosa. Alucinaciones auditivas o visuales pasajeras

En el síndrome denominado como **depresión sonriente,** el enfermo refiere solamente síntomas de enfermedad física e incluso puede mostrar una máscara defensiva de jovialidad. **Es** frecuente participando compulsivamente en las fiestas y reuniones, acudiendo jovialmente a cualquier

lugar público, y mostrando una euforia que aparenta felicidad suprema. Son anfitriones incansables, bailarines de
todo y con todos, participantes de cualquier evento público,
incluidos los mítines políticos. Cualquier cosa mejor que la
soledad.

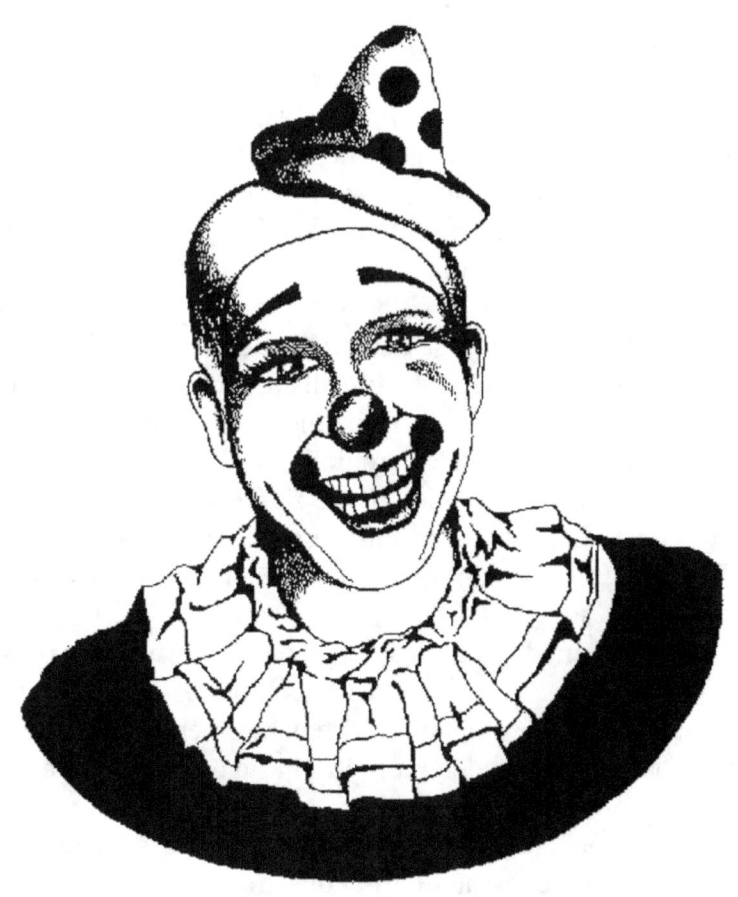

Finalmente, en algunos el problema les ha afectado tanto que las lágrimas se secan; en estos casos, el retorno de la capacidad de llorar generalmente es un signo de mejoría. En estas depresiones, el paciente refiere la incapacidad de experimentar las emociones habituales, incluyendo dolor, alegría y placer, y la sensación de que el mundo ha perdido color, vida y está moribundo. Exteriorizan tan poco sus sentimientos que para la mayoría de las personas su enfermedad pasa desapercibida y entran en esa categoría de "personas normales". Son pesimistas, es cierto, y ciertamente críticos con todo, pero la imagen que dan es la de una persona experimentada que ya no confía en las personas, nunca la de alguien sometido a una angustia a causa de su tristeza.

El **humor mórbido** se acompaña de preocupación con culpa, ideas de autodegradación, disminución de la capacidad de concentración, indecisión, disminución de interés en las actividades habituales, retirada social, impotencia y desesperanza, y pensamientos de deseo de morir cuanto antes. La vida ha perdido totalmente interés para ellos y salvo un acontecimiento nuevo y aleccionador, es difícil sacarles de este estado.

Si la enfermedad progresa aparece el **estupor depresivo**, con síntomas vegetativos y psicomotores acusados. El retraso psicomotor o la lentitud de pensamiento, lenguaje y actividad general pueden progresar hasta que todas las actividades voluntarias se detienen. Algunas personas muestran agitación con inquietud, se retuercen las manos, y hablan apresuradamente. Otros muestran sueño incontenible, mientras que la mayoría de los depresivos mayores padecen insomnio con dificultades para conciliar el sueño, despertares múltiples o despertar precoz por la mañana. En ocasiones, la anorexia y la pérdida de peso son suficientemente graves para conducir a la delgadez extrema y a alteraciones secundarias en el equilibrio electrolítico; la sobreingesta y el aumento de peso son menos frecuentes y más característicos de las depresiones leves. A menudo existe pérdida del deseo sexual, con dificultades para el orgasmo; también puede producirse amenorrea.

La **melancolía extrema** ocasiona manifestaciones psicóticas en el 15% de las personas. Los afectados tienen ilusiones de haber cometido pecados o crímenes imperdonables; voces alucinatorias los acusan de diversos delitos o los condenan a muerte. Las infrecuentes alucinaciones visuales toman la forma de ataúdes o de parientes muertos. Los sentimientos de inseguridad y de falta de mérito pueden conducir a algunos pacientes a creer que están siendo observados, vigilados y perseguidos. Otros creen que son portadores de enfermedades incurables y "vergonzosas", como el cáncer y enfermedades de transmisión sexual, y que están contaminando a otras personas.

No obstante, en general, el diagnóstico de estos estados de melancolía no es difícil, pues habitualmente se manifiestan cuando la enfermedad todavía es leve.

En la **psicosis maníaca** completa, el humor es típicamente eufórico, pero son frecuentes la irritabilidad y la hostilidad manifiestas, con ánimo pendenciero. El humor aparentemente jovial y vivaz marca el carácter y el comportamiento del enfermo hasta el punto de considerar que se halla en su mejor estado mental. Su falta de percepción real y la extrema capacidad de actividad los conduce a un estado psicótico peligrosamente explosivo, en que el individuo está impaciente, confuso y responde con irritabilidad agresiva cuando algo se le cruza en su camino. El resultado de ello es la falta de aceptación social y la fricción con la familia y amigos, que puede conducir a la creencia de que "le tienen manía". Externamente de pensamiento ágil, esta aceleración psicomotriz ocasiona ausencias y falta de atención, desviándose constantemente de un tema o enfrascándose en otro. Los pensamientos y las actividades son expansivos y pueden progresar a una franca grandiosidad delirante, es decir, falsas convicciones de riqueza, poder, capacidad inventiva y genialidad o asumir que tiene una identidad grandiosa. La necesidad de sueño se reduce.

Las **manías delirantes** generan personas incansables, excesiva e impulsivamente involucradas en diversas actividades sin reconocer los peligros sociales del exceso. En un grado extremo, la actividad es tan frenética que se pierde cualquier conexión comprensible entre el humor y el comportamiento.

Esta contrapartida de la depresión, confundida frecuentemente con el estrés o el rendimiento empresarial, constituye un problema médico dado que los afectados pueden enfermar por agotamiento físico completo.

Los **estados mixtos** son combinaciones entre manifestaciones depresivas y maníacas, o la alternancia rápida entre unas y otras, que se producen en al menos un tercio de los maníacos depresivos en un momento u otro. Los ejemplos más frecuentes incluyen las explosiones violentas de llanto o la risa inadecuada acompañada de intenso nerviosismo. Los pensamientos rápidos y los cambios de humor bruscos, son otras manifestaciones de estos estados depresivos. Con menos frecuencia se dan casos de humor elevado, insomnio, agitación física, taquicardias, ideales inalcanzables, grandiosidad, delirios de persecución, alucinaciones auditivas, etc. El abuso de alcohol y de sedantes hipnóticos a menudo contribuye a estos estados mixtos.

Estas patologías desconciertan al propio enfermo, pero aún más a su entorno familiar y social, pues pasan inexplicablemente de la euforia a la hipomanía, disminuyendo la necesidad de sueño y la agitación psicomotriz más allá del comportamiento habitual de la persona.

En la **ciclotimia** (psicosis maníacodepresiva) se manifiestan ciclos breves (en general días), alternando depresión retardada y períodos elevados o de irritabilidad. En otra forma predominan las características depresivas, con episodios de euforia e irritabilidad, pudiendo declararse lo que se denomina como **personalidad hipomaníaca.**

Paradójicamente estas alteraciones leves contribuyen al éxito en los negocios, liderazgos, logros y creatividad artística en algunos individuos, siendo importante reconocer los trastornos porque su naturaleza afectiva se enmascara a menudo por graves problemas interpersonales y sociales, como fracasos maritales o roturas románticas repetidas, comportamiento promiscuo y resultados laborales inciertos.

La diferenciación de los trastornos del humor crónicos intermitentes es más problemática. Aunque el alcoholismo, así como otros trastornos por consumo de drogas y la personalidad antisocial son los signos más probables en individuos con historia de alcohol y drogas, el abuso de múltiples sustancias en algunos adolescentes puede representar un autotratamiento para intentar mitigar sus angustias. Además, el abuso episódico de estas drogas o el hecho de que las anomalías se detecten después de los 30 años de edad, favorece el diagnóstico de trastorno del humor con abuso de sustancias.

Los **síntomas neuróticos,** como ansiedad, fobias y obsesiones, son frecuentes en los trastornos depresivos y desaparecen cuando el episodio afectivo remite. Estar deprimido por una infidelidad es "normal", como lo es por una enfermedad incapacitante o un despido laboral. Hay otros síndromes neuróticos, con exacerbaciones y remisiones irregulares de los síntomas, que se dan al comienzo de la edad madura, cuando la pérdida de la juventud no es aceptada. No obstante, situaciones como estados obsesivos o de ansiedad periódica, especialmente si aparecen por primera vez después de los 40 años, a menudo se deben a una depresión real.

Identificación de la persona con depresión

Se debe diferenciar la depresión clínica, que es lo suficientemente grave e incapacitante como para requerir intervención profesional, de la tristeza o angustia, que forman parte normal de la experiencia humana. No obstante, cualquier síndrome de alteración formal del humor debería ser tratado, aunque la disfunción social u ocupacional, o un nivel elevado de angustia, distinguen la depresión de la tristeza transitoria, que es una consecuencia de la vida normal. En personas con tristeza, los niveles de angustia y funcionalidad son proporcionales al hecho desencadenante y entre las claves que la distinguen de la depresión, se incluyen:

-Haber sufrido un episodio depresivo previo o
abandono de los deberes sociales.
-Una historia familiar de alteraciones del
comportamiento.
-Ausencia de apoyo social.
-Haber atravesado situaciones de la vida estresantes
-Abuso del alcohol u otras sustancias adictivas.
-Concurrencia de enfermedad crónica, dolor o
discapacidad.

Al contrario que ocurre con las enfermedades físicas, no se dispone de pruebas de laboratorio que puedan utilizarse como medio para la detección rutinaria de la depresión, salvo las meras descripciones de la persona afectada. Esta autoevaluación es diferente en cada persona, tendiéndose a dramatizar en algunos casos las sensaciones, y en otros a simplemente describirlas con cierto desconcierto, pues no se saben las causas para un infortunio que no se ha buscado y del cual nos creíamos inmunes. Sin embargo, y aunque los síntomas son similares (todos con la tristeza como fondo), las causas son diversas y frecuentemente incomprensibles para la familia y amigos. Incluso, es frecuente que el orgullo del enfermo le impida manifestarse deprimido y para ello describe con todo detalle las causas que justifican ese estado. Como un actor que ha ensayado bien su papel, relata minuciosamente cada sensación negativa que entra en su cuerpo. Así no hay dudas de que no es una persona débil, sino solamente alguien a quien la vida sacude injustificadamente. Triste como lo pudiera estar alguien que acaba de perder a un ser querido, demanda ayuda, pero en casos extremos su duración o intensidad convierte su tristeza en patológica y aparece la depresión.

La visión de la depresión desde esta perspectiva permite ver la depresión en lugar de como una enfermedad, como un problema que para resolverse necesita aprendizaje. Esto no significa que no pueda haber alguna vez que se dé una depresión debida a una enfermedad que provoque un desequilibrio en los neurotransmisores sin que se dé un cambio en el contexto social.

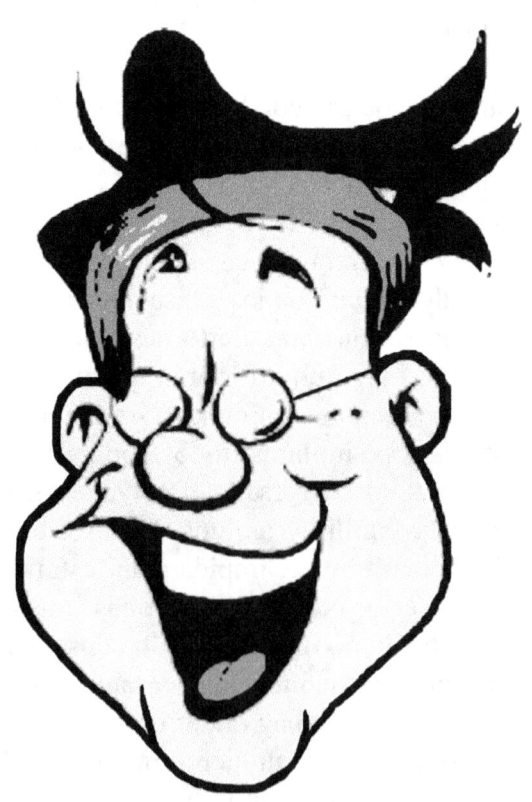

Relación entre la ansiedad y depresión

Se consideran categorías diferentes, pero suelen estar íntimamente relacionadas. La explicación más clara se refiere a la depresión que surge de un intento de solucionar un problema, lo cual supone un esfuerzo que genera una ansiedad que se va incrementando a medida que se comprueba que no se puede solucionar el problema. En ese momento aparece la depresión, pero lógicamente no se abandona del todo el intento de solución del problema, con lo cual la ansiedad persiste asociada a la depresión. Cuando se da esta asociación, hay que definir el problema pendiente para poder iniciar el tratamiento psicológico.

Estrés social

Lo que en un principio es solamente un conflicto en la vida diaria, algo que el organismo debe afrontar con eficacia, puede degenerar en un problema depresivo si se perpetúa, tal y como ocurre en:

Fallecimiento. Se trata de asumir la pérdida querida.
Disputas de papeles. Por discusiones en la pareja o con los padres o los hijos. El problema puede ser por falta de habilidad para conseguir lo que se quiere o por tener las expectativas demasiado altas o que no coinciden en la pareja.
Transición en el rol social. Puede ser en el trabajo cuando se cambia de situación, tanto por una promoción como por pasar al paro.
Déficit interpersonal. Se manifiesta en aislamiento social.

Pero aunque cerca del 25% de las personas con depresión tienen **estrés**, sin embargo no se ha comprobado que sea la causa absoluta de la depresión, aunque sí se demuestra en numerosos estudios períodos de estrés antes de un episodio de depresión.

Se presenta también depresión en personas que han sufrido un **trauma**, como el haber estado en la guerra, presenciado algún desastre natural o abuso sexual en la niñez. Estas personas pueden manifestar depresión muy difícil de diagnosticar, puesto que se presenta tiempo después del episodio traumático y parece no tener relación con nada en el presente, hasta que se explora y se logra realizar la conexión de la depresión y el hecho desencadenante. La pérdida de un ser querido puede llevar también a una depresión mayor.

EL FACTOR TIEMPO

Depresión mayor: Uno o más episodios depresivos.

Alteraciones depresivas: Al menos 2 años de comportamiento predominantemente depresivo con otros síntomas similares, pero sin encontrarse indicios de depresión mayor.

Trastorno bipolar: Al menos un episodio maníaco, usualmente acompañado de episodios de depresión mayor.

Trastorno bipolar II: Uno o más episodios de depresión mayor y al menos un episodio hipomaniaco.

Depresión debida a enfermedad: Directamente relacionada con la alteración fisiológica provocada por una alteración identificada.

Depresión debida a drogas: Directamente relacionada con la alteración fisiológica provocada por una toxina, medicación o droga.

Depresión sin especificar: Depresión significativa que no sigue los criterios del trastorno depresivo mayor.

Alteraciones depresivas unidas

Al menos cinco de los siguientes síntomas deben estar presentes durante el mismo episodio de dos semanas. En cualquier caso, debe presentarse al menos uno de los dos primeros síntomas, valorado mediante observación o información propia.

1. Comportamiento depresivo la mayor parte del tiempo.
2. Interés o placer marcadamente disminuido en casi todas las actividades la mayor parte del tiempo.
3. Cambio de peso no intencionado de un 5% durante 1 mes. Aumento o descenso significativo del apetito durante la mayor parte del tiempo.
4. Insomnio o somnolencia persistente.
5. Agitación o retardo psicomotriz persistentes.
6. Fatiga o pérdida de energía persistentes.
7. Sentimientos de desprecio, culpabilidad excesiva o inadecuada la mayor parte del tiempo.
8. Disminución de la capacidad de concentración o indecisión manifiesta.
9. Pensamientos recurrentes de muerte o ideas suicidas.
B. Los síntomas causan alteraciones clínicas significativas o afectan la funcionalidad social, ocupacional o de otra área importante.
C. Los síntomas no se deben al efecto psicológico directo de una sustancia o a una situación clínica general (ej.: hipotiroidismo).

TABLA TRASTORNO DEPRESIVO MAYOR

A)   Durante al menos 2 semanas, presencia casi diaria de al menos cinco de los siguientes síntomas, incluyendo el 1) o el 2) necesariamente:

(1) Estado de ánimo deprimido.
(2) Disminución del placer o interés en cualquier actividad.
(3) Aumento o disminución de peso/apetito.
(4) Insomnio o hipersomnio.
(5) Agitación o enlentecimiento psicomotor.
(6) Fatiga o pérdida de energía.
(7) Sentimientos excesivos de inutilidad o culpa.
(8) Problemas de concentración o toma de decisiones.
(9) Ideas recurrentes de muerte o suicidio.

B)   Interferencia de los síntomas con el funcionamiento cotidiano.

C)   No debido a medicamentos, drogas o una condición médica general (p.ej. hipotiroidismo).

D)   No asociado a la pérdida de un ser querido ocurrida hace menos de 2 meses (excepto en casos de marcado deterioro en el funcionamiento)

OTRAS CLASIFICACIONES

Cabe distinguir entre depresión reactiva y depresión endógena, y aunque sea una clasificación que ya no se use, a veces todavía se emplea. La depresión reactiva es cuando se conoce la causa que la ha originado; si no se conoce se suele decir que es una depresión endógena.

NOTAS

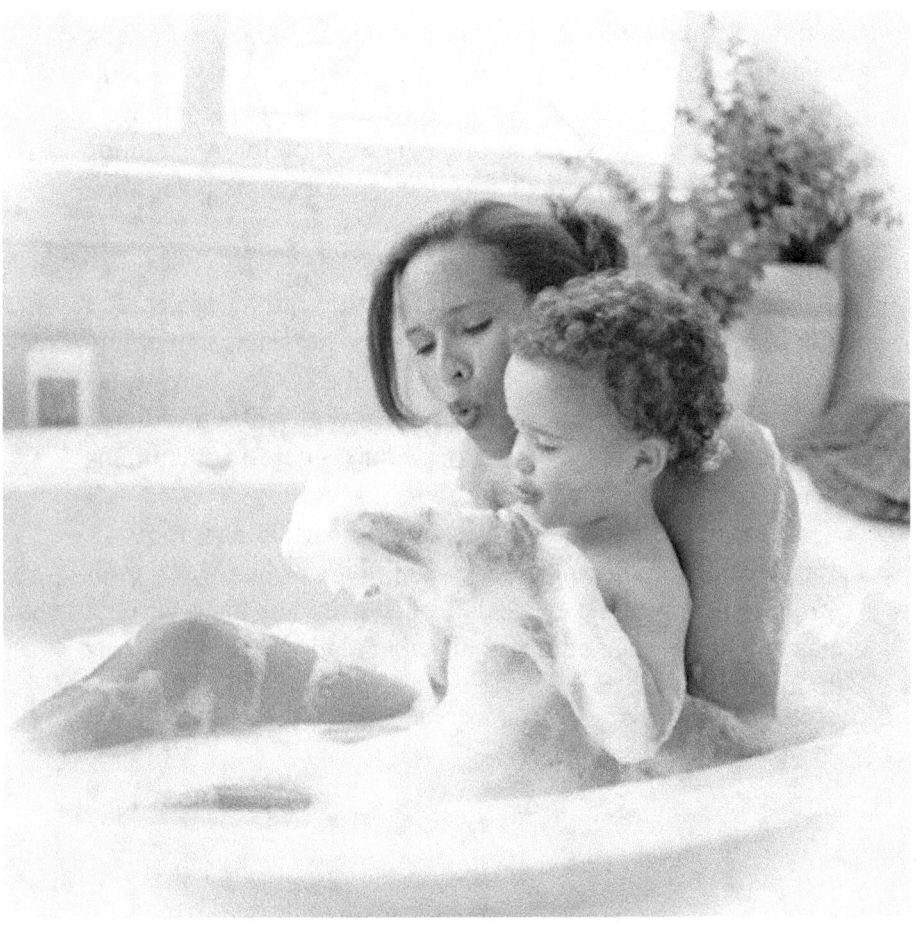

La mayoría de los episodios depresivos están precedidos por un síntoma que cursa con manifestaciones de ansiedad y depresión moderada. Se observan síntomas depresivos hasta en un 30% de personas que abusan del alcohol y, probablemente, el alcoholismo sea más frecuente entre enfermos con depresión. El inicio de la depresión suele ser gradual y, aunque puede aparecer a cualquier edad, es más frecuente al final de la segunda década de la vida, y si bien la aparición pasados los 50 años no es común, muchos ancianos la padecen. La depresión no es una consecuencia normal de la vejez, aunque se presenta a menudo en ancianos que padecen enfermedades graves y problemas psicológicos, junto a la concurrente disminución de recursos y de la capacidad para resolver problemas.

Los pacientes y médicos, de forma equivocada, creen que la depresión es un hecho natural en personas con enfermedades graves o incapacitantes, y que no requiere tratamiento. Sin embargo, estos pacientes podrían beneficiarse en gran medida del tratamiento, ya que la depresión aumenta la morbilidad y mortalidad total.

Como ya se ha señalado, resulta de particular importancia detectar la depresión en los adultos jóvenes, ya que un tratamiento precoz a esta edad puede reducir las recurrencias con su carga añadida de discapacidad y pérdida de productividad.

CAPÍTULO II

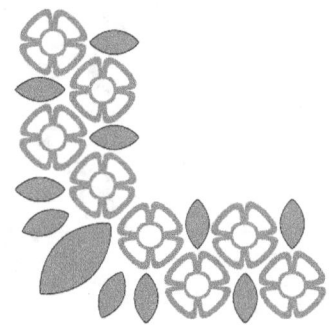

"El mayor no es una persona con menos necesidades que los demás; solamente son diferentes"

DEPRESIÓN EN LA MADUREZ

Cuando apenas le queda tiempo a una persona para rectificar su vida es cuando las angustias y soledades se hacen más intensas. Enmascarada frecuentemente bajo apelativos como "agresividad", "manías", "demencia senil" o "tristeza", las personas que han sobrepasado los 55 años y padecen cuadros depresivos, no son atendidas adecuadamente quizá por la poca conflictividad que originan. Estos enfermos, además, no suelen plantear de manera directa ninguna dificultad, riesgo o peligro para las personas que les cuidan o les rodean, por lo que sus problemas se minimizan y se hacen crónicos. Ello les conduce primeramente a manifestaciones sutiles (pérdida de apetito, aislamiento), y a las consecuencias derivadas del padecimiento del problema (apatía, dejadez, etc.) que pueden provocar su despido laboral y conflictos conyugales. En las personas con demencia, además, estos problemas suelen agravar significativamente los síntomas propios de su enfermedad, aumentando la incapacidad de la persona mayor para desenvolverse en su vida diaria. En los ancianos, resulta casi imposible encontrarnos con un diagnóstico sencillo de depresión emocional, pues casi todo se define como "cosas de la edad", o demencia senil.

Disminución del número de actividades

Existen muchas razones por las que las personas mayores pueden sentirse tristes, especialmente las puramente corporales. En la mayoría de las ocasiones, las enfermedades que provocan dependencia física impiden que la persona que las padece no pueda llevar a cabo una serie de actividades que le resultan placenteras y no realizarlas contribuye en gran medida al aislamiento, a la soledad y, por tanto, al sentimiento de tristeza. Del mismo modo, la dependencia física, incluso cuando es una enfermera quien les cuida, socava su orgullo y rebeldía, insistiendo reiteradamente en que pueden cuidarse a sí mismos.

Estas son las pérdidas que más ocasionan tristeza:

-Limitaciones físicas propias de la edad.
-Pérdida de la libertad ocasionada por el
 padecimiento de una enfermedad que provoca
 dependencia.
-Pérdida de contacto con amigos y conocidos.
-Perdida de opciones (habilidades, capacidades)
 para llevar a cabo determinadas actividades.
-Pérdida del poder que antes ejercía en la familia.
-Pérdida de la independencia en el autocuidado,
 incluso en lo relativo al aseo diario.
-Escasa movilidad para efectuar en solitario
 grandes desplazamientos.
-Limitación de sus actividades y hobbys fuera del
 domicilio.
-Pérdida de la autoestima, no tanto por sí mismo,
 como por el valor que los demás le otorgan.

Pérdida de control

Además de lo anterior, la persona no solamente puede sentirse triste por el hecho de que no pueda realizar una serie de actividades que antes le resultaban placenteras, ya que la propia dependencia crea no pocas sensaciones de angustia. El interés que la familia pone para cuidar al anciano puede, con frecuencia, ser un revulsivo para su felicidad, por lo que no es extraño que insista en que no necesita ayuda. La incapacidad para valerse por sí mismo en actividades que hasta ayer podía efectuar en solitario, tales como ir al baño, asearse, comer, etc., e incluso, labores tan sencillas como encender o apagar las luces, cerrar las cortinas, etc., es lo que más le deprime. Si a esto añadimos la imposibilidad para conducir vehículos, la pérdida de toda actividad laboral lucrativa, y la poca consideración que hoy en día se tiene hacia el anciano, es fácil de comprender que caigan sin remedio en un cuadro depresivo.

Así, cuando la persona no tiene el control sobre las situaciones, puede que:

Se enfade frecuentemente porque las cosas no se hacen como le gustaría. Se vuelve, en opinión de sus cuidadores, desagradecido.

Se sienta culpable por tener a otras personas atendiéndola. Esto le conduce a no pedir ayuda cuando realmente la necesita y a no pocas ausencias del hogar.

Añore el poder realizar esas actividades y otras más por sí mismos. Su insistencia le conduce a no pocos desastres hogareños, pues su torpeza es manifiesta.

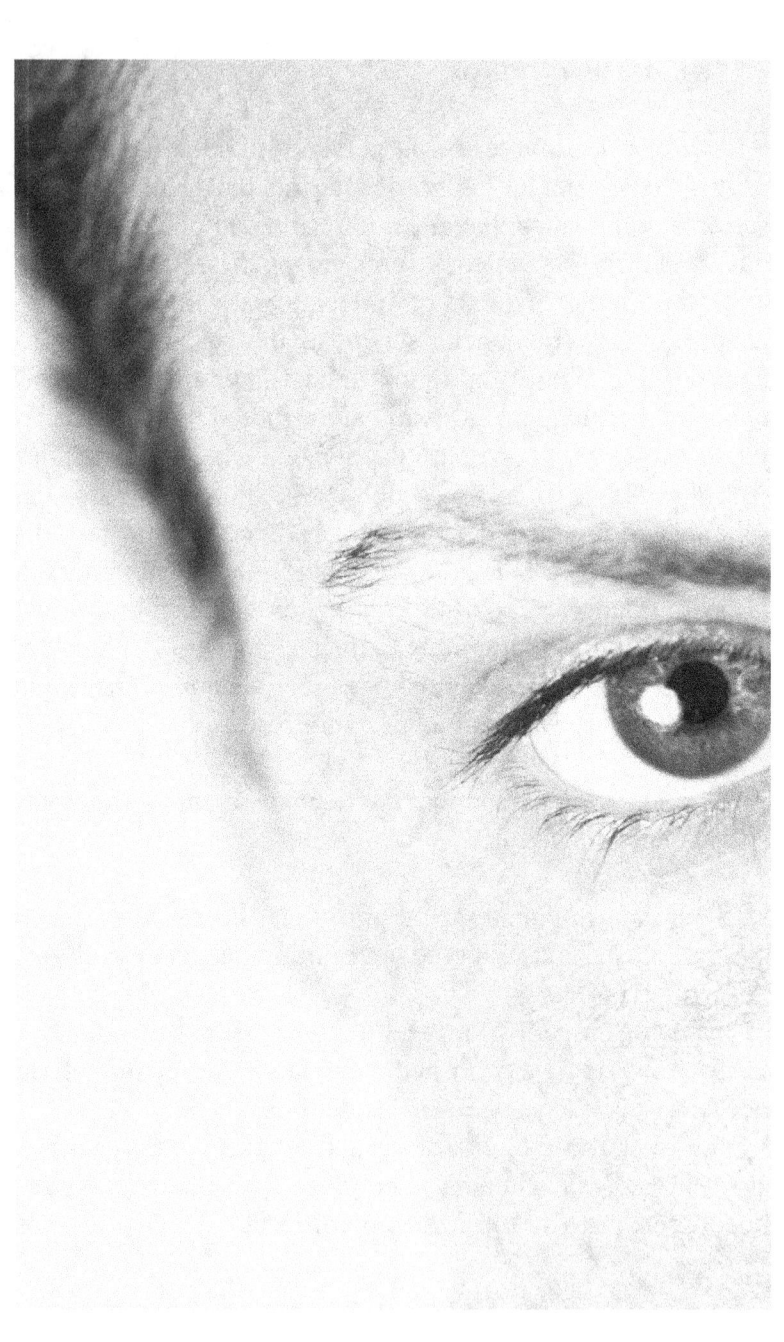

> "*Muchas personas se pierden las peque-*
> *ñas alegrías mientras aguardan la gran*
> *felicidad*".
>
> PEARL S. BUCK

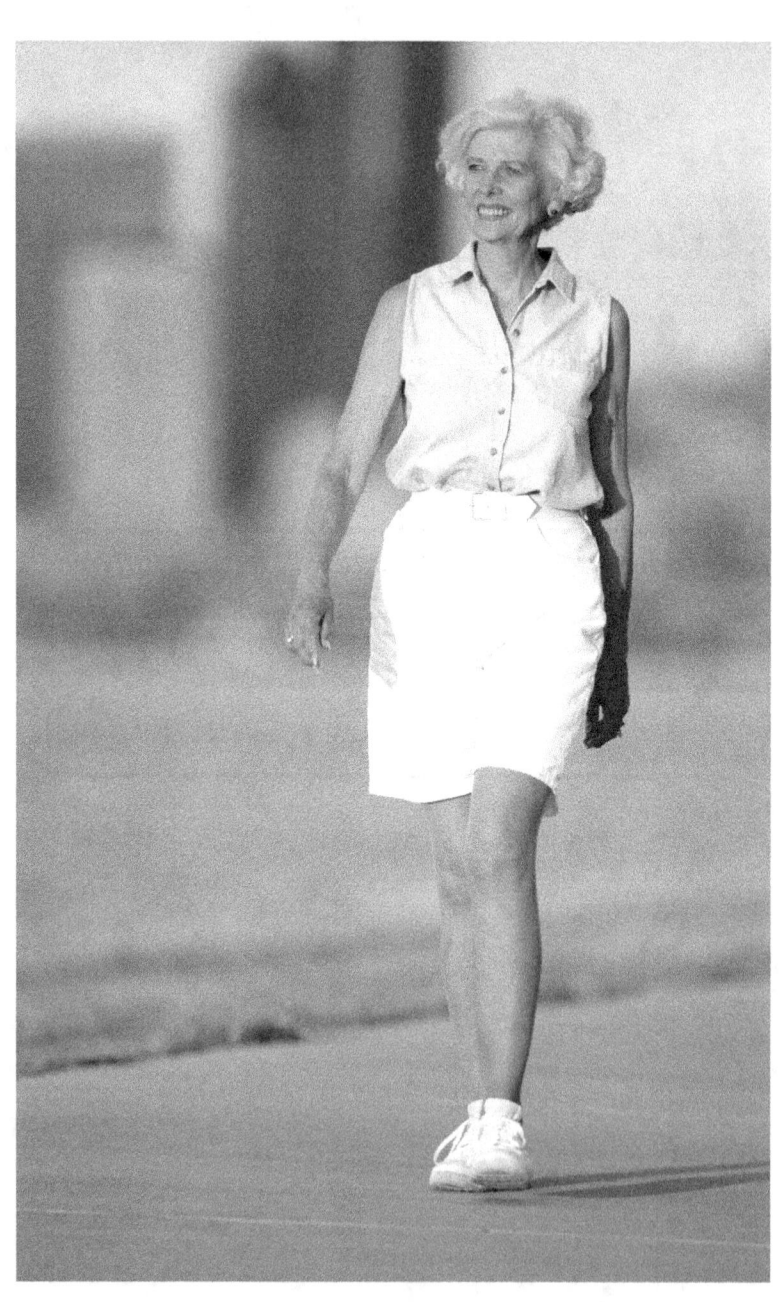

Ciclo de inactividad-tristeza

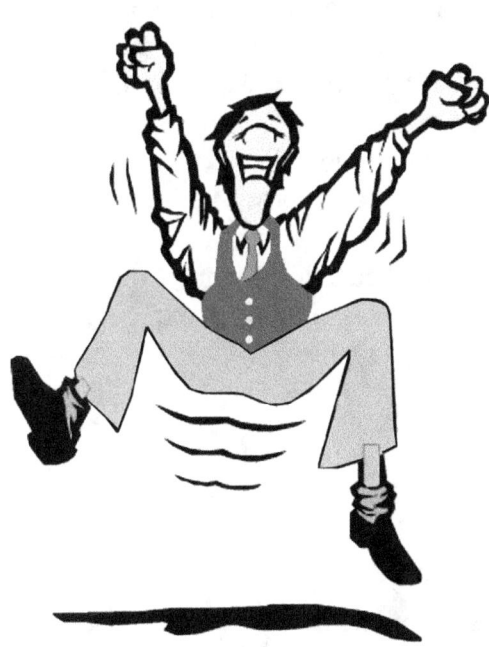

Las personas se sienten tristes si no reciben pequeñas satisfacciones diarias (desde las obtenidas a través de la realización de actividades, hasta las logradas a través de, por ejemplo, recibir atención de los demás) que les hacen mantener un estado de ánimo alegre. Además, el hecho de estar triste lleva a sentirse peor y a no tener ganas de realizar actividades. Esto, a su vez, aumenta la tristeza y así sucesivamente, de tal modo que la situación progresivamente va empeorando, produciéndose una espiral de inactividad-tristeza de la que no es fácil salir.

Tanto la disminución del número de actividades que se pueden realizar, como la sensación de pérdida de control sobre el entorno, pueden llevar a la persona a sentirse inútil. Además, como normalmente disminuye el número de contactos que se tienen con otras personas (amigos, familiares, etc.), la persona puede llegar a sentirse sola y los aspectos positivos que esas relaciones le aportaban (afecto, diversión, distracción, etc.), ya no existen.

Estado de agitación

Cuando hablamos de agitación nos referimos a un estado de intranquilidad, excitación y/o conductas repetitivas que la persona no puede controlar, que carecen de una finalidad aparente y que están presentes de forma continuada. Por lo general, la agitación puede ser una manifestación del comportamiento a causa de ansiedad o de estrés, aunque también pueden ser entendidos como una vía de expresión de múltiples síntomas en una persona que padece demencia.

Una persona demuestra agitación cuando se comporta repetidamente de alguna o algunas de las siguientes maneras:

Se muestra inquieto.
Anda con pasos rápidos.
Se frota las manos.
Repite preguntas.
Muestra movimientos de balanceo.
Se araña o rasca la piel continuamente.
Golpea la puerta con el pie.
Juega con los tiradores de las puertas.
Cambia los muebles de lugar.
Intenta escapar de casa.
Hace ruidos sin finalidad aparente.
Gime, se lamenta o solloza.
Realiza comentarios o gestos amenazantes
(gritos, empujones).
Resistencia al cuidado (al baño, por ejemplo).

Ante la presencia de un problema de agitación la primera actuación debe ser buscar las circunstancias que hacen que la persona se comporte de esta manera. Una vez que conocemos tales circunstancias es más fácil tomar medidas para corregirlo.

POSIBLES CAUSAS O ANTECEDENTES

Problemas de salud:
- Dolor
- Enfermedad física
- Medicación

OTROS:
-La persona no está cómoda en su entorno.
-Limitaciones físicas y de comunicación que le impiden relacionarse fácilmente con su medio.
-Cansancio o agotamiento.
-Sobreestimulación (ruido excesivo, gente, radio, televisión).
-Enfado o desconcierto del cuidador.
-Necesita llamar la atención de los demás
(por aburrimiento, falta de actividad o estado de ánimo deprimido).
-Se le está exigiendo habilidades que superan su capacidad, lo que indica impaciencia del cuidador.
-Traslados de domicilio

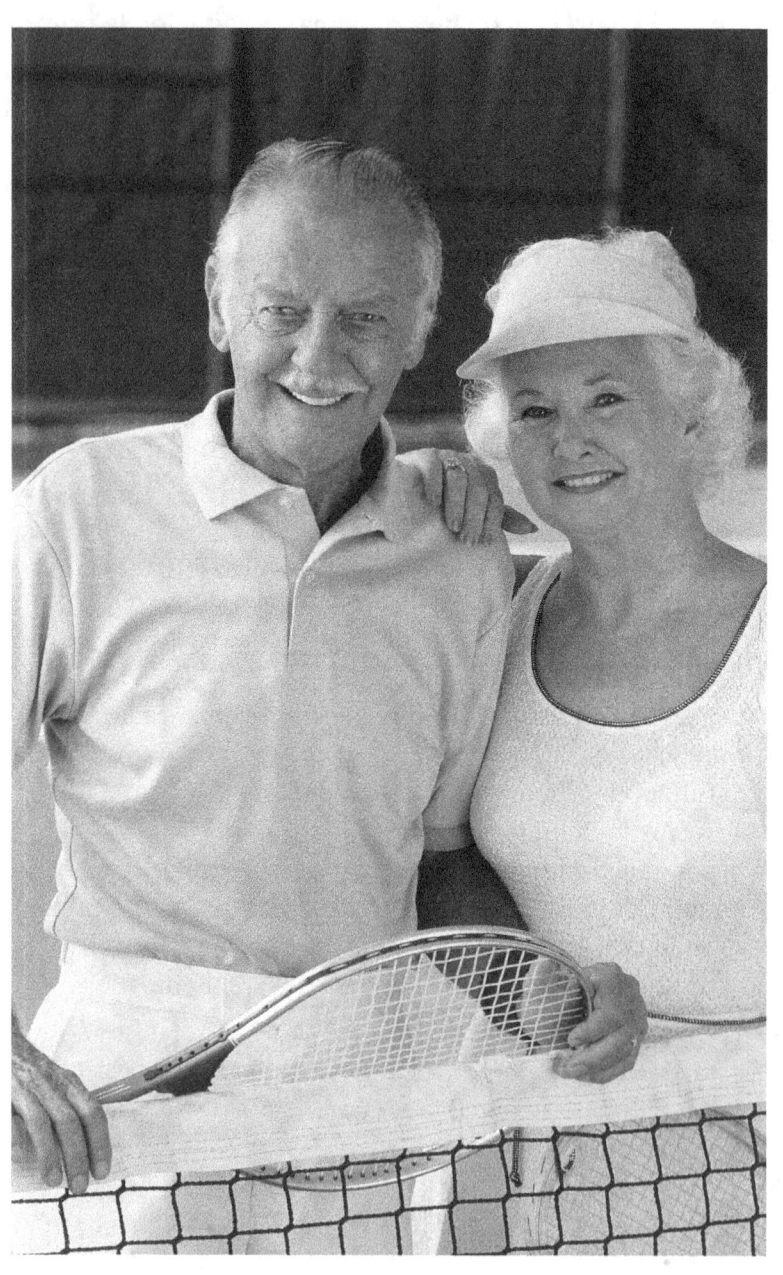

Durante cierto tiempo puede uno estar alegre interiormente, pero a la larga la alegría deben compartirla dos.

HENRIK VISEN

Estrategias a seguir

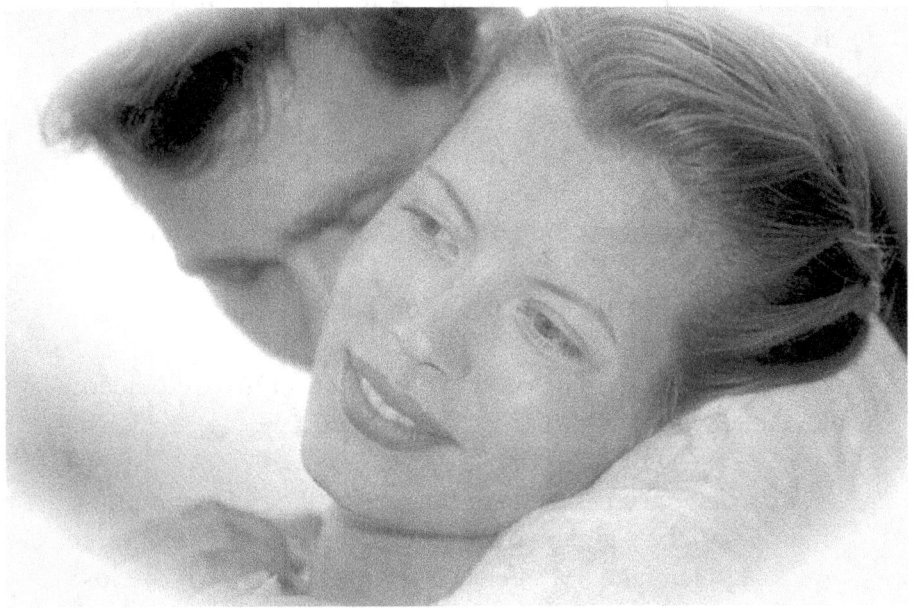

Consultar con el médico, especialmente si los síntomas de agitación son repentinos y se acompañan de otros trastornos (por ejemplo, confusión y taquicardia).

Evaluar y controlar la medicación, eliminar la cafeína, alcohol u otros estimulantes. Un medicamento, aunque haya sido recetado, puede ocasionar efectos secundarios de importancia que implican su retirada. Consultar al farmacéutico o a otro médico, son medidas a tener en cuenta cuando aparecen síntomas indeseables.

Valorar si la ropa le molesta, si la temperatura es adecuada, etc. Demasiado frío o humedad, o un ambiente siempre cerrado, ocasionan frecuentes síntomas de ansiedad.

Buscar causas de agitación y tratar de satisfacer las necesidades si son razonables. La agitación puede desaparecer o disminuir con el tiempo a medida que la persona asimila sus limitaciones.

Programar un descanso adecuado, controlar los niveles de actividad y ajustarlos.

Eliminar o suavizar la fuente de estrés.

Encontrar o lograr un ambiente cómodo y tranquilo donde llevar a la persona. Probar a utilizar música tranquila o suave.

Mantener la calma al tratar con personas que muestren agitación.

Utilizar un tono de voz suave y mantener una velocidad del habla lenta. Controlar las emociones.

Cuando existan razones para pensar que el comportamiento se debe a alguna o varias de estas causas, y siempre que la agitación no sea intensa o peligrosa para él o para los demás, una buena estrategia consiste en ignorar tal comportamiento no hablando con la persona ni intentando razonar. Aunque al principio puede aumentar su agitación para captar la atención, no conviene preocuparse, ya que en poco tiempo disminuirá o desaparecerá. Conviene mostrar amabilidad y atención cuando la persona se muestre tranquila o agradable. Es importante que todas las personas de su entorno actúen de la misma manera.

Fomente la práctica de actividades (jardinería, ayudar en las tareas de la casa, etc.). Trate de impulsarle sus aficiones aún no satisfechas, incluso motívele a que estudie, pinte o escriba, pero no crea que llevándole a un círculo de personas de su misma edad le hará feliz.

Ser sensatos

No poner a la persona en situaciones orientadas al fracaso. Nadie tiene menos edad que la real, por eso es desaconsejable tratar de hablar de "espíritu joven" cuando se tienen más de 70 años. Una simple mirada al espejo o revisar el carné de identidad, son suficientes para desbaratar la más optimista de las buenas intenciones.

Dividir las tareas en partes más sencillas para que la persona pueda lograr pequeños éxitos.

Mantener expectativas apropiadas respecto a lo que la persona puede y no puede hacer. Es casi como una prueba de evaluación anual, tratando de averiguar cuál de las facultades aún permanecen activas.

Minimizar los efectos del traslado a casa de un familiar, procurando que exista una cierta similitud entre los diversos domicilios (ej.: que se parezcan los dormitorios en las distintas casas, que los objetos sean los mismos y estén más o menos igual situados, etc.).

Agitación al atardecer

Se refiere al cambio en el comportamiento (nerviosismo, inquietud, agresividad) que se observa en algunas personas por la tarde/noche o por la mañana temprano. La fatiga o el estrés pueden contribuir a que ocurra este cambio en el comportamiento.

Sugerencias para evitar la agitación al atardecer:

Asegurarse de que hay una luz adecuada por la tarde y procurar que el camino hacia el baño esté iluminado.

Reducir la ingesta de cafeína.

Reducir la actividad al final del día, así como la animación excesiva en ese periodo. Evitar programas televisivos sobreestimulantes.

Establecer una rutina del sueño fija (por ejemplo, la hora de ir a dormir). No obstante, esta norma debe ser impuesta por la propia persona, pues de no ser así dará la impresión de control y autoritarismo.

Procurar que no duerma la siesta excesivamente durante el día, aunque para evitar la fatiga una siesta pequeña al mediodía puede ser útil. Hay personas mayores que se sienten mejor durmiendo a intervalos cortos durante el día, y apenas cinco horas por la noche.

Procurar dedicar unos minutos al día para hacer ejercicio saludable. Un paseo por la calle es una buena idea.

> *Si bien es cierto que nuestras alegrías son cortas, también lo es que la mayoría de nuestros pesares son largos.*
>
> MARQUÉS DE VAUVENARGUES

REACCIONES CATASTROFISTAS

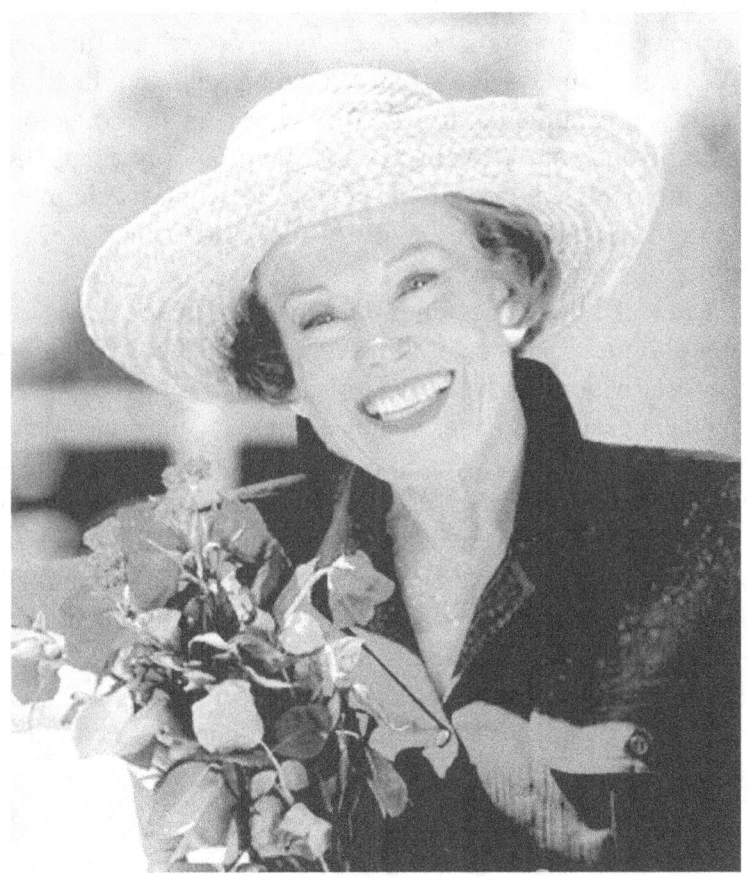

Básicamente, se trata de reacciones desproporcionadas ante estímulos que con anterioridad no provocaban tales respuestas. Las personas que las sufren reaccionan o actúan ante un hecho sin importancia como si hubiera ocurrido una catástrofe. Una posible explicación es que las personas mayores (sobretodo aquellas que tienen algún tipo de alteración mental o afectiva) procesan la información más despacio, tienen mayores dificultades para reconocer los estímulos, etc., lo que les hace interpretar y responder a distintas situaciones de una manera poco habitual y desproporcionada o percibir una amenaza donde no existe. También influye el hecho de que su mundo se ha reducido drásticamente, especialmente si acaba de entrar en la jubilación, disminuyendo en pocos meses a su familia y poco más. En esos momentos, y aunque los hechos no sean especialmente dramáticos, todo se magnifica, pues el futuro empieza a perder importancia en favor del presente.

Todo el mundo ha tenido alguna vez la sensación de estar al límite de sus posibilidades, de "no poder más", aunque esta valoración tan pesimista no sea razonable en muchas ocasiones. En esas situaciones, si surge un nuevo problema (la muerte de un familiar cercano suele ser el desencadenante), las personas se derrumban, reaccionando a esa demanda de una manera diferente a como lo harían en otra ocasión. Las personas que ya han perdido la facultad de razonar por sí mismos, que han delegado con frecuencia en los demás sus propias facultades mentales, no pueden tolerar la misma cantidad de estrés que anteriormente, por lo que las "pequeñas cosas", las inaguantables, se convierten en "grandes cosas".

QUÉ PUEDE INFLUIR EN QUE SE DÉ UNA REACCIÓN CATASTROFISTA

Que la persona esté cansada, nerviosa o que no esté a gusto con lo que está haciendo o se va a hacer. La ausencia de proyectos para el futuro es la mayor causa de desaliento, pues no hay nada que estimule más que hacer planes; para mañana o dentro de un año, no importa.

Que no entienda bien la información sobre el problema, bien porque haya sido expuesto por alguien pesimista, bien porque solamente se hayan considerado las facetas negativas.

Sobrecarga cognitiva: se le exigen cosas que requieren por parte de la persona un esfuerzo mental que ésta no es capaz de realizar (tranquilidad, filosofía, aceptación).

La persona está reaccionando ante alguna alucinación visual o auditiva.

Discusiones, el cuidador está nervioso, etc.

EL CUIDADOR INADECUADO

Muchos cuidadores experimentan con frecuencia sentimientos de tristeza y pena que hacen aún más difícil la situación de cuidado. Estos sentimientos de tristeza, si bien hasta cierto punto son normales y comprensibles dada la situación a la que se enfrentan estas personas día tras día, pueden llegar a ser de gran intensidad, llegando a obstaculizar enormemente la situación de cuidado e interferir en el bienestar físico y emocional del cuidador. Del mismo modo, si las circunstancias personales del cuidador son peyorativas hacia lo que representa el enfermo, indudablemente su trabajo se verá afectado. Este es el caso de una mujer que aborrezca a los varones a causa de un divorcio traumático, o de alguien que considere que los ancianos deben sentirse felices solamente con estar vivos, que no tienen apenas necesidades.

Factores que incapacitan a un cuidador

Observar con pesadumbre el declive de las capacidades físicas y psicológicas de su familiar o cliente.

La pérdida de la compañía o de apoyo que antes tenía en él o ella. Pasar de recibir atención a tener que otorgarla, no siempre es bien asumido en muchos hijos.

La diferencia que existe entre cómo era anteriormente su vida y cómo es ahora. Esto indudablemente entristece, en parte porque nos avisa de nuestro destino inexorable, en parte por afecto hacia el anciano.

Los conflictos y malentendidos que puedan haber surgido con su pareja, hijos o demás familiares a consecuencia de diferencias de opinión respecto al cuidado o de otros aspectos derivados de dicha situación.

La falta de contacto con otras personas. Cuidar a un anciano implica con frecuencia carecer del tiempo libre para seguir manteniendo la vida social anterior, lo que puede originar cierto resentimiento.

Falta de satisfacción de otras necesidades personales, como pudiera ser la posibilidad de casarse de nuevo.

Si bien cierto grado de tristeza por la situación que se está viviendo es inevitable, estos sentimientos no tienen por qué ser predominantes en la vida de los cuidadores. Sin embargo, en algunas ocasiones, aparecen con una frecuencia e intensidad excesivas, determinando un estado casi constante de malestar y desánimo, que disminuye notablemente su calidad de vida e interfiere en el correcto desempeño de las tareas asociadas al cuidado de su familiar. En los casos más extremos, especialmente cuando se considera que el resto de los familiares no aportan nada o casi nada al cuidado del mayor, la intensidad y frecuencia de estos sentimientos negativos es tal que pueden entorpecer seriamente los cuidados eficaces.

Afortunadamente, es posible aprender a controlar estos sentimientos de manera que no interfieran en exceso en la propia vida ni, en el caso de los cuidadores, en la calidad de la ayuda que prestan a sus familiares. Basta un consejo certero, un aviso de que también le podrá ocurrir mañana a él mismo, o de que nadie puede liberarse del compromiso de gratitud que se tiene para con los padres.

CAPÍTULO III

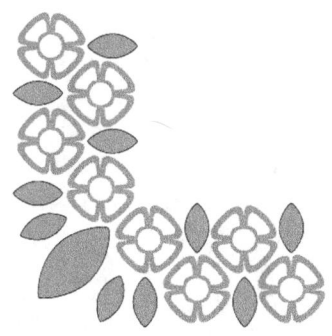
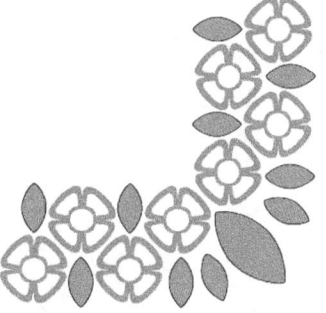

> *Las más excelsas, las más variadas y*
> *duraderas alegrías son las espirituales.*
> ARTHUR SCHOPENHAUER

NUESTRA PODEROSA MENTE

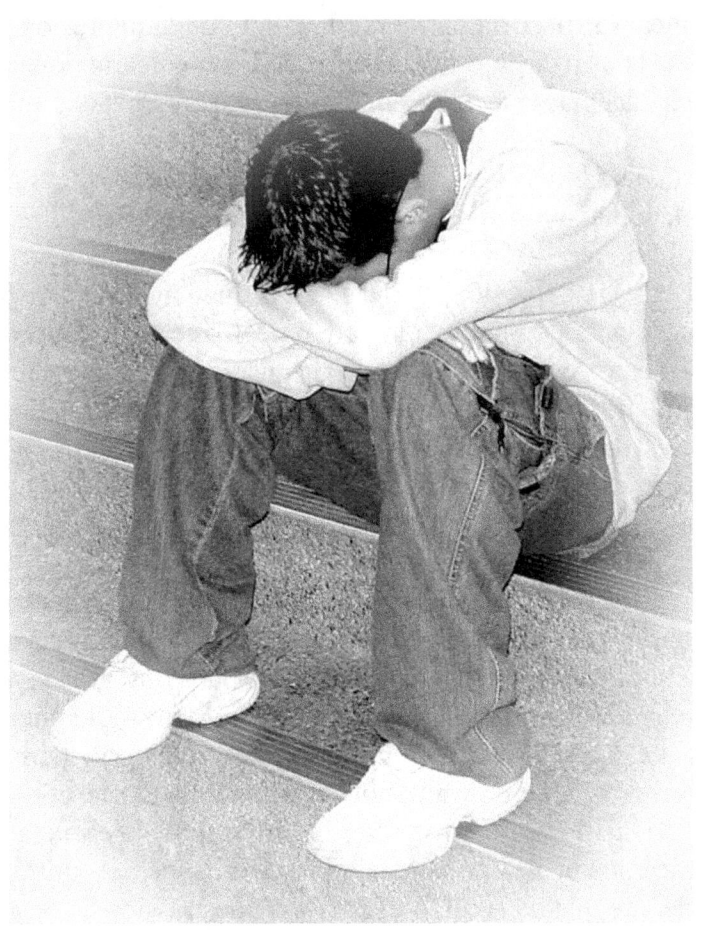

CUANDO LA DEPRESIÓN NO MEJORA

Este libro, en el cual se insiste en el tratamiento natural de la depresión, no podría ser una buena alternativa si se recomendara el uso de los psicofármacos para tratar síntomas depresivos que quizá se pudieran resolver por métodos menos iatrogénicos. De igual modo, también existen otros manuales en los cuales se insiste sobre la conveniencia de emplear la filosofía para el tratamiento de la depresión, en lugar de utilizar la pasiva terapia de los medicamentos. Es difícil aceptar que problemas que están enraizados en lo más profundo del alma puedan resolverse con éxito mediante la ingestión de sustancias químicas, aunque indudablemente ayudan en los casos de peor solución. *Prozac* es el antidepresivo que suelen recetar los psiquiatras para combatir la depresión, pero sabemos que hay especialistas, incluso aquellos habituados a emplear psicofármacos, que solamente lo emplean en última instancia, y únicamente como un medio para llegar luego a la filosofía y el diálogo.

Las fiestas, las vacaciones y las reuniones informales, pueden en ocasiones resolver ciertos problemas de soledad o de encuentro con nuestro Yo interno, pero para una persona depresiva suponen con frecuencia una barrera imposible de traspasar. Estar animado, alegre, no es una cuestión de apretar deliberadamente el botón de la felicidad (cerrando simultáneamente el de la tristeza), pues observar la alegría en los demás puede suponer el recordatorio de nuestra tristeza. Cada día tiene su importancia y su alegría, pero no debemos olvidar que también hay una rutina diaria, con frecuencia tediosa, los sinsabores del trabajo, de la escuela, de la casa, los cuales no nos dejan ver el bosque del futuro, el horizonte que da sentido e ilusión a nuestra vida.

La esperanza es aquello que nos levanta de la cama cada mañana y nos impulsa alegre y espontáneamente a través del trabajo diario, el de todos los días, una y otra vez. ¿Quién no tiene experiencia de lo fácil que es levantarse cuando nos espera algo que anhelamos?

La esperanza de un futuro mejor

Decía Bossuet que la esperanza es el sueño de un hombre despierto, y como toda ensoñación puede que queramos moldearla a nuestras necesidades. Sentirnos esperanzados es la recompensa que esperamos para que no decaigan los ánimos. Dicen algunos médicos que no hay que dar "falsas esperanzas", pero creo que es mucho peor quitar toda esperanza. Nuestro espíritu se alimenta casi exclusivamente del mañana, de lo que haremos, más que de lo que ya hemos hecho. Somos más felices planeando unas vacaciones que recordándolas, pues esta puesta en el mañana nos da energía. Y así parece efectivamente funcionar nuestro psiquismo humano. Los datos empíricos, sacados de la vida de las personas, de muchos sujetos, sugieren que una actitud adecuadamente esperanzadora es un buen criterio para predecir el éxito académico, por ejemplo, de la gente joven. La visualización, pues así podríamos definir observar nuestro futuro, no es solamente un privilegio de los sanos y bien dotados.

¿Qué es la visualización?

Todos los seres humanos tenemos un enorme poder mental con el cual actuamos diariamente, pero no estamos verdaderamente convencidos de tenerlo y creemos que solamente nos sirve para estudiar o razonar. Esta fuerza mental está dentro de nosotros todo el tiempo, y es algo tan simple y a la vez complejo, que hace que ni siquiera intentemos mejorarlo o emplearlo.

Este es el factor más decisivo, intentar utilizarlo, el punto clave de todo, ya que en la medida en que intentemos potenciarlo, del mismo modo que se hace con cualquier otra disciplina física o mental, lograremos buenos o mediocres resultados. La utilidad para emplear el poder mental es ayudarnos a nosotros mismos, vencer nuestras debilidades, pasiones, instintos primarios, y conocernos verdaderamente en nuestro interior. Cuando esto se consigue, entonces podremos compartir con otros nuestros conocimientos, enseñándoles cómo hacerlo, ayudar al que menos oportunidades ha tenido, apoyar al que se esfuerza diariamente, y en resumen, ser verdaderos hermanos entre los seres humanos.

El poder mental está dentro de nosotros mismos, pero hay que cultivarlo, fortalecerlo, disciplinarlo, y esto requiere de técnicas, concentración, relajación, constancia, ejercicio y voluntad. ¿Hay algo bueno en la vida que se pueda conseguir sin esfuerzo? ¿Acaso las materias académicas no requieren años de estudio para dominarlas? La diferencia con el poder mental es que no es solamente para algunos súper dotados, pues al formar parte de nuestra energía más sutil puede ser del dominio de todos aquellos seres que quieran superarse y avanzar en el ascenso de la conciencia.

Para fomentar el poder mental se pueden aprender técnicas de meditación, relajación profunda, visualización, ejercicios de sensibilización, telepatía, telequinesia, psicometría y concentración. En este sentido, remitimos al lector al libro "Remedios naturales para potenciar la mente" de la misma editorial.

La técnica para visualizar nuestro futuro

El poder visualizar es algo que todos los días hacemos sin darnos cuenta y, sin embargo, cuando se habla de esta palabra, parece ser algo muy difícil de lograr. Esto es tan sencillo como cuando estamos planeando algo, viendo en nuestra mente lo que vamos a necesitar, los pasos que debemos seguir; vemos el lugar, las personas, etc. Visualizar es como tener una pantalla en nuestra mente que nos permite programar todos los detalles que se necesitan para lograr nuestro objetivo. Nos permite adelantarnos al hecho del futuro, y prever todos los pasos que se tienen que dar para llevar a cabo tal o cual cosa.

Los grandes magnates utilizan mucho la visualización para enfocar mejor sus esfuerzos y dar instrucciones precisas a sus colaboradores; los arquitectos visualizan sus construcciones antes de plasmarlas en un plano; un atleta visualiza sus movimientos precisos antes de hacer su presentación, etc.

Es de suma importancia visualizar lo que queremos lograr en la vida, nuestras metas, nuestros buenos deseos hacia los demás, etc. Es como entrenarnos antes de llevar a cabo la acción, y de esa manera lo lograremos más efectivamente porque ya habíamos previamente pasado por cada detalle, y se nos facilita el hecho físico. Pero tenemos que tener en cuenta que visualizar nos está preparando desde nuestro plano mental para que llevemos a cabo en el plano físico el objetivo. Por ello es de suma importancia que estemos conscientes de visualizar siempre positivamente, nunca para ver nuestro futuro aún más lúgubre que el presente. El derrotismo, el fatalismo y la aceptación resignada del infortunio, nunca se pueden visualizar.

La técnica

Nos sentamos tranquilamente en un lugar en donde no seamos molestados por estímulos externos durante al menos diez minutos. Adoptamos una actitud de calma e intentamos limpiar la mente de todo pensamiento problemático. Hacemos una respiración confortablemente profunda, manteniéndola hasta contar tres y entonces exhalamos lentamente. Hacemos otra respiración profunda y confortable, manteniéndola hasta contar cuatro, exhalando lentamente. Y entonces una tercera respiración profunda, manteniéndola hasta contar cinco, exhalando muy despacio. Es importante que la exhalación sea tan profunda como la inspiración.

Aceptamos, al menos para el propósito de este ejercicio, el hecho de que en nuestro interior hay un Ser Superior que es en definitiva nosotros mismos. Este ser es un magnífico plano de nuestro ser perfecto, la verdadera imagen de aquello que tiene el potencial de llegar a ser.

Aquí está el secreto de conseguir poderosas formas ideales y también, la desventaja: la imagen mental de nuestro ser perfecto que se visualice no debe hacer ninguna referencia a la manera en nos vemos ahora. La depresión es un problema de hoy, pero mañana ya está solucionado, al menos en nuestra mente imaginativa. Debemos encontrarnos solamente con ese ser perfecto, lleno de alegría y recuperadas las energías, que desearíamos ser.

Visualización & esperanza

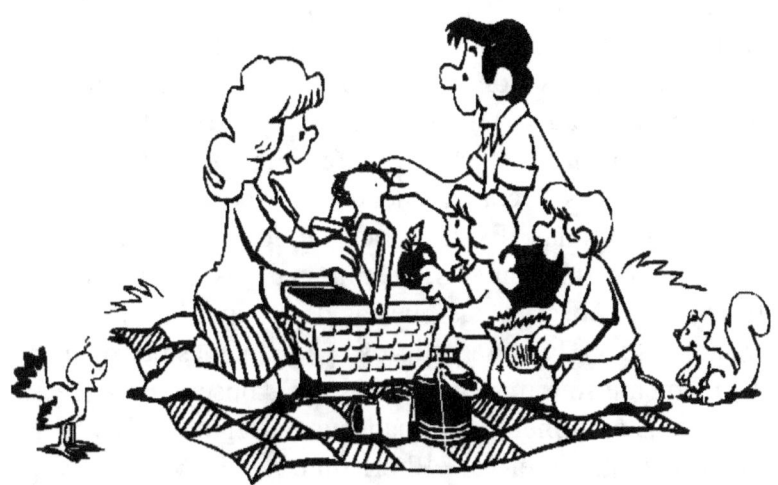

Las estadísticas muestran que en una población de personas minusválidas –limitadas por tanto en cosas muy importantes de la vida humana– las más esperanzadas son más activas y consiguen más éxito que las minusválidas sin ganas y en desánimo. Los entendidos nos explican que la eficacia de la esperanza no se mide exclusivamente por los recursos disponibles en ese momento, sino por la potencialidad que alcanzan los existentes cuando todos ellos son puestos en juego y en interacción mutua. Los resultados de esa combinación de energía no se suman, sino que se multiplican, porque, al interactuar mutuamente, crecen sus posibilidades, como quien al encontrar un punto de apoyo es capaz de levantar el universo, recordando el principio de Arquímedes.

Pero en esto de la esperanza la cosa también parece ir por rachas. Quizá influye el clima, la comida anterior, los momentos de ocio o la compañía, aunque posiblemente sea la suma de todo ello. El otoño es siempre un mal mes para la depresión, hasta el punto que en su comienzo, cuando caen ya las primeras hojas, se declara el síndrome denominado como "melancolía de otoño". Al igual que los árboles pierden vitalidad y la energía del sol ya no es tan intensa como apenas una semana, los seres humanos estamos desganados, tristes y con frecuencia con poca energía en la temporada otoñal. Es la época de los replanteamientos laborales y sentimentales, de mirar al pasado más que al futuro, y de observar las puestas de sol que tan intensas y frecuentes son. Postura peligrosa para quienes padecen frecuentemente síntomas depresivos, pues observando nuestra vida en este momento tan inadecuado llegará el desencanto, el fatalismo y el ver el horizonte mucho más negro de que realmente es.

¿Han pensado alguna vez en lo difícil que resulta tomar decisiones optimistas durante una noche de insomnio? "Consultar con la almohada" es un mal consejo, pues ni la almohada proporciona ideas, ni el momento es el más idóneo. En el extremo opuesto están los conservadores, los que nada quieren cambiar y quienes tienen como lema aquel refrán de "más vale lo malo conocido…" La creencia de que todo tiempo pasado fue mejor, les impulsa a pensar que los buenos tiempos nunca volverán y que hay que asimilar el infortunio; indudablemente no saben lo que es la visualización.

La depresión como versión psicológica de la desesperanza

Probablemente el depresivo tiene también una visión negativa de nuestro mundo, sólo analiza la parte negativa, y por ello al hablar de su enfermedad lo hace siempre bajo un prisma pesimista, de algo que no tienen solución porque las circunstancias así lo impiden. Esta pérdida de interés por la mayoría de las actividades, incluida la comida o el sexo, la falta de concentración y las dificultades para dormir, le lleva a un círculo vicioso el cual le puede conducir a problemas aún mayores. Las personas que están deprimidas comentan que se sienten tristes, solas, abandonadas, aburridas y, en los casos más graves, desesperadas. Piensan de ellas mismas como seres inútiles, incompetentes e inferiores, y, lo peor, no ven la manera de cambiar la situación. Sienten muy poca motivación para hacer algo. A esta confusión mental se le añaden problemas de sueño y prestan poca atención a su aspecto físico, pueden aparecer demacradas, descuidadas, con aspecto casi fantasmal. La suma de su vida, de su entorno también, es totalmente negativa.

Por ello, y aunque magnificamos la importancia de la esquizofrenia y la demencia, la depresión es el trastorno psicológico más grave de salud mental y de más coste social hoy en día, en términos monetarios y también por la frecuencia con que se da. Por otra parte, hubo un tiempo en que se pensó que era casi normal que las personas de avanzada edad tuvieran episodios depresivos, pero los datos más recientes demuestran que los más jóvenes se encuentran en situación de mayor riesgo.

Ver el futuro con esperanza

Si esperamos un buen futuro, aunque difícil, probablemente lo alcanzaremos. En la medida en que el bien deseado es mayor, la esperanza se nos presenta primeramente como un deseo intenso, estimulado y reforzado por la grandeza del objetivo, y luego como algo que ya está próximo, que es cuestión de días. En realidad, tener esperanza en un futuro mejor supone el equivalente a poner manos a la obra, lo que aporta el primer peldaño para la solución. Como decía G.F. Watts: *"La desesperación rinde, pero la esperanza, por muchas que sean las probabilidades en contra, nunca abandona"*. En este aspecto, se puede desear tanto lo imposible como lo posible, y por eso el deseo no es propiamente motor, sino un preludio.

> *La alegría se encuentra en el fondo de todas las cosas pero a cada uno le corresponde extraerla.*
>
> MARCO AURELIO

ESTRATEGIAS ÚTILES PARA CONTROLAR LA TRISTEZA

LAS LÁGRIMAS: REMEDIO INFALIBLE CONTRA LA DEPRESIÓN

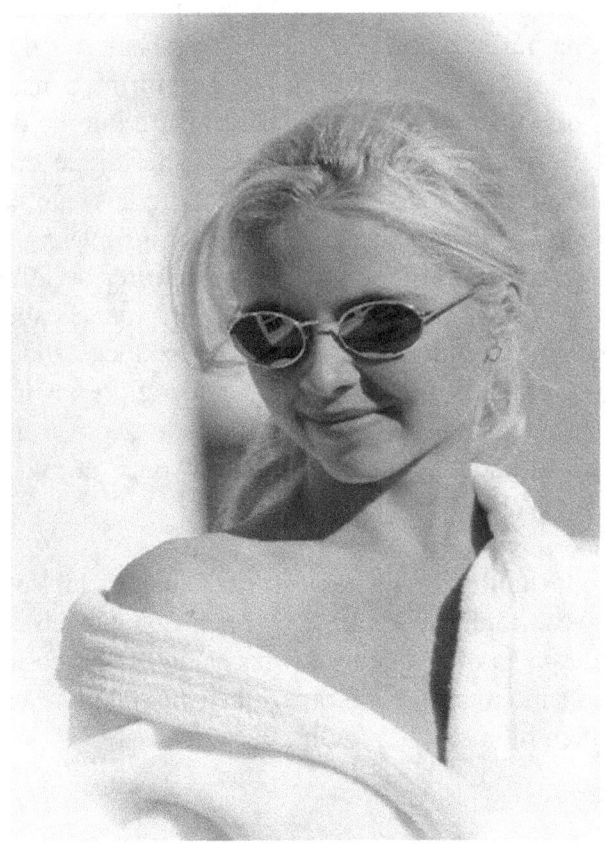

No sabemos con certeza si las lágrimas (más concretamente, la capacidad para llorar), son algo exclusivamente patrimonio del ser humano, de la misma manera que parecen ser la carcajada o la risa. Si esto es así, deberíamos preguntarlos por qué de ello, ya que no parece lógico admitir que haya sido por una especie de premio que la naturaleza nos ha querido otorgar.

A nivel físico la función de las lágrimas está clara, pues este líquido lubrica los ojos y los protege frente a sustancias extrañas y frente a infecciones. La protección contra infecciones se produce porque las lágrimas contienen sales y lisozima, una enzima que destruye las bacterias. Durante el flujo normal, las lágrimas limpian de forma constante el interior del ojo y se reúnen en la comisura interna del párpado, en el llamado lago lacrimal, desde donde drenan a través de dos pequeños conductos lacrimales que convergen en el saco lagrimal; desde allí, las lágrimas pasan por el conducto nasolagrimal hasta el meato inferior situado en las fosas nasales. Cuando el flujo de lágrimas es abundante, como ocurre en los casos en que se produce irritación, el exceso de líquido que no puede ser recogido por los conductos lacrimales rebosa por los párpados, arrastrando los cuerpos extraños demasiado grandes para atravesar los conductos lacrimales.

Lo que también sabemos es que cuando las lágrimas desaparecen total o parcialmente los problemas en el ojo y en el cuerpo se multiplican. Llorar es un bien y no un mal, y en eso sabe mucho el refranero español cuando nos dice que "quien bien te quiere te hará llorar".

¿Por qué lloramos?

Parece ser que la cantidad de lágrimas no tiene una relación directa con el dolor que sentimos, ya que sucesos aparentemente inocuos nos producen un baño de lágrimas, mientras que otros con dolor profundo apenas nos dejan esbozar un ligero lagrimeo imperceptible. En ese mismo sentido, los niños son de lágrima fácil, las mujeres más que los hombres, los ancianos dicen que se comen sus lágrimas, mientras que las lágrimas de cocodrilo son una metáfora.

Lo más probable es que las lágrimas sean un mecanismo de expulsión para nuestros sentimientos, de la misma manera que lo son los gritos o el sudor, los cuales empleamos de manera inconsciente para liberarnos de algo que nos hace daño. Pero lo curioso del caso es que también podemos emplear el lloro para librarnos de una tensión emocional o para expresar nuestra alegría, del mismo modo que podemos llorar para implorar ayuda, coaccionar a otra persona o, simplemente, para lubricar un ojo reseco o expulsar un cuerpo extraño. Todo ello nos deja bien claro que las lágrimas son un extraordinario mecanismo corporal que puede solucionar algunas cosas.

En muchas ocasiones lloramos demasiado poco en relación al dolor y en otras circunstancias tanta lágrima no está justificada y sin embargo parece que nos recreamos en la cantidad, hasta el punto de que alguien nos cede su pañuelo. Lloramos de rabia, por pura hipocresía (así disimulamos), falsamente (Nerón fue un ejemplo de ello), sin una causa que lo justifique (lágrimas de cocodrilo, dicen), por cuestiones de imaginación (somos los protagonistas de una película ficticia), en sueños (es el lloro más profundo de todos), antes de que nos hagan daño (los niños lloran antes de que les pongan la inyección), durante el daño (lógico), después de ello (el recuerdo nos traiciona), por pura ternura (un recién nacido), de felicidad (cuando nos toca la lotería), en la marcha y el regreso de un ser querido (chocante, pero cierto), voluntariamente (para buscar consuelo), involuntariamente (podemos quedar en ridículo) y hasta cocinando (la cebolla, ¿recuerdan?).

Todas estas situaciones y algunas docenas más, solamente se dan en el ser humano y esto que nos debería hacer felices nos importuna bastante. No siempre es agradable que los demás conozcan nuestras emociones, aquello que pertenece solamente a nosotros. Con las lágrimas nuestro mecanismo de defensa queda a merced del enemigo, del interlocutor, y ya no podemos disimular. Si nos aman aprovecharán para darnos un beso, pero si nos odian será la señal para atacarnos sin piedad.

Sin embargo, y al margen de todas las consideraciones anteriores, lo más increíble es que podemos llorar lo mismo de felicidad que de tristeza, dormidos que despiertos, cuando alguien muere y cuando otro nace.

¿MÁS LÁGRIMAS SUPONEN MAYOR SENSIBILIDAD O MAYOR DOLOR?

Aparentemente sí. Qué duda cabe que hay personas duras, tercas y con tan poca humanidad que no derramarán una lágrima ni por la muerte de un familiar cercano, mucho menos por el dolor ajeno. Se diría que no tienen lágrimas y que no sienten el dolor; pero lo que se ha podido comprobar es que todo el mundo llora, interna o externamente, y la única diferencia está en la capacidad de sentir aflicción por las cosas que ocurren a nuestro alrededor, en la mayor o menor sensibilidad. Si no existieran personas sensibles la humanidad quizá no existiría ya. La solidaridad para con los demás, la ayuda al débil, al recién nacido, la protección a los ancianos, al que tiene hambre o el cuidado a los enfermos, son actos que han mantenido al hombre en la tierra y ello ha sido posible porque existen personas sensibles.

Pero aunque existe una mayor facilidad para las lágrimas en una buena persona que en otra dura de corazón, no todo lo que reluce es oro. Ni la persona que más llora es mejor, más humana, ni el que menos llora es porque no tiene sentimientos. Sufre más el que expresa mudamente, sin palabra ni lágrima, su dolor, que quien suelta el caudal acuoso al menor problema.

¿Por qué lloramos de felicidad?

Si admitimos que las lágrimas son una válvula de escape para nuestras emociones, para expulsar aquello que nos hace daño, nos cuesta difícil entender que también puedan ser una manifestación de nuestra alegría. En numerosas ocasiones, después de estar sometidos a una tensión muy intensa (el ingreso en la UVI de un ser querido o el retorno al hogar de un hijo que se había extraviado), nos hemos visto envueltos en lágrimas de alegría por la resolución feliz del problema. Este hecho es fácilmente explicable ya que anteriormente nuestro organismo estuvo sometido a un estrés intenso, acumulado, sin posibilidad alguna de liberarnos de él, puesto que la situación conflictiva no había desaparecido. Una vez resuelta, llorar nos liberaba de manera inmediata y mejor que cualquier razonamiento de nuestra sobrecarga. Sin embargo, no todo el mundo reacciona igual ante estos hechos, ya que hay quien llora desde que tiene noticias del drama, otros buscan quienes les consuelen con cariño o palabras, mientras que la mayoría dan saltos de alegría cuando todo ha finalizado. ¿Por qué, entonces, hay quien deja brotar un chorro de lágrimas en momentos de alegría?

Pudiera ser que el secreto estribe en la capacidad de cada uno para acumular la situación de estrés sin tener necesidad de liberarla en esos momentos. Si una persona, cuando le comunican la mala noticia, empieza a gesticular, a lamentarse, llorar, a buscar ayuda moral de cuantas personas le rodean, es lógico que cuando la tensión ha desaparecido ya no necesite expulsar nada y pueda manifestar su alegría con risas o saltos. Pero aquellas personas que han tratado de encajar el problema en su interior y mantener la calma para poder comportarse de manera eficaz y no agudizar aún más el problema, deberán expulsar cuanto antes su tensión y para ello nada mejor que un lloro espontáneo.

Podemos llorar de felicidad por un problema que no sabemos si se resolverá satisfactoriamente, pero también lo podemos hacer cuando nos comunican una buena noticia, inesperada. En estos casos no había tensión previa, no había ningún problema que nos preocupara y ni siquiera esperábamos tan buena nueva. La felicidad nos llega así, de improviso, pero tan alta y repentina que nos cuesta encajarla. En ese momento nuestro cuerpo está nuevamente sometido a una situación de estrés intensa y si no lo solucionamos podemos enfermar de la misma manera que cuando la situación es desagradable. Las noticias de personas que han fallecido cuando les han comunicado un premio en la lotería, el retorno de un familiar lejano o cuando están haciendo el amor, no son nuevas y podríamos decir que las sepulturas también están llenas de personas que han muerto en un ataque de felicidad.

La depresión y el lloro

Van tan unidos que parecen hechos el uno para el otro. En la medida en que la tristeza nos invade, cuando nada nos motiva para movernos de nuestro rincón de la congoja, las lágrimas son la mejor de las terapias, pues con ellas se nos va la tensión acumulada. Poner un hombro amigo para soportar las lágrimas ajenas, o enjuagar con un pañuelo el pertinaz líquido que sale simultáneamente por nariz y ojos, son otras formas de aliviar la pena, de compartirla. Parece que así el problema se traspasa, se divide y hasta se elude, pues algo tiene el dolor compartido de diferente con aquel que se lleva pesadamente en solitario.

Quien tiene facilidad para llorar es difícil que entre en un cuadro depresivo grave, convirtiéndose con esta terapia en una sencilla tristeza fácil de mitigar.

ALGUNAS SOLUCIONES FILOSÓFICAS

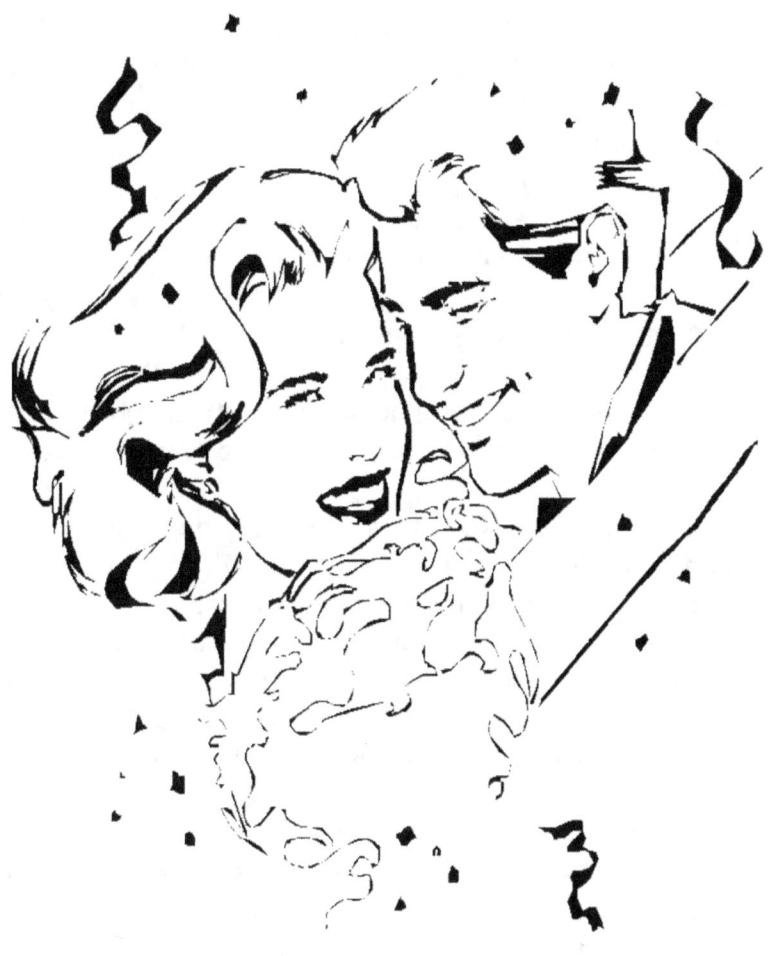

Analizar la tristeza

Identificar en qué situaciones o momentos se sienten tristes o deprimidos, y responder ante las situaciones que producen tristeza de este modo:

Evitándolas, si es posible.

Si no se logran evitar, analizando si se puede hacer algo por cambiarlas. Si el amigo o familiar puede hacer algo por cambiar las situaciones que le producen tristeza, debe intentar hacerlo.

Si la situación no logra ser cambiada, la mejor manera de enfrentarse a ella es aceptarla e intentar buscar los aspectos positivos que pudiera tener.

Tolerancia con uno mismo

No pretender hacer más de lo humanamente posible, es decir, no marcarse metas excesivas que no se puedan cumplir.

Evitar decirse a sí mismos frases del tipo "Las cosas deberían ser de otra manera". En realidad, las circunstancias son como son y no deberían o podrían ser de otra manera. Otra cosa distinta es que podrían ajustarse más a como a uno le gustaría que fuesen. Pensar que las cosas "deberían" ser de otra manera sólo lleva asociadas consecuencias negativas, como la ansiedad o la frustración para la persona que lo piensa. En lugar de esto, los deprimidos pueden sustituir el pensar "las cosas deberían ser de otra manera" por "sería estupendo si las cosas fueran de otra forma", asumiendo, además, que si no se consiguen los cambios deseados, no va a ocurrir nada grave.

Darse tiempo

No pretender resolver todos los problemas a la vez. Abordar un problema cada vez y, si es complicado, dividirlo en partes más pequeñas para resolverlo. También debe tener muy en cuenta que no todos los problemas tienen solución y con frecuencia resulta más acertado encajarlos, asumirlos, en lugar de insistir en mejorar lo imposible.

Mantener el sentido del humor

Mantener o potenciar el sentido del humor es una estrategia de gran utilidad de cara a conseguir controlar los sentimientos negativos, especialmente, la tristeza. Aprender a ver los aspectos negativos de la vida bajo un prisma jocoso, lo que se denominó como humor negro, es la mejor de las terapias para liberar inmediatamente la angustia.

Vale, le han despedido y no puede pagar la hipoteca, pero al menos ya no tendrá que madrugar ni ver de nuevo la cara de su odiado jefe. Y si su mujer le ha abandonado, viviendo debajo de un puente ni siquiera tendrá que pagar el recibo de la luz. ¿A que vistas así, las desgracias parece que se llevan mejor?

Decía Woody Allen:

"La vida se divide en horrorosa y miserable", e inmediatamente añadía, *"Hay peores cosas en la vida que la muerte. ¿Ha estado usted alguna tarde con un vendedor de seguros?"* Finalmente, confesaba sus temores diciendo: *"Yo no estoy asustado por la muerte, simplemente no quiero estar allí cuando suceda".*

ACTIVIDAD

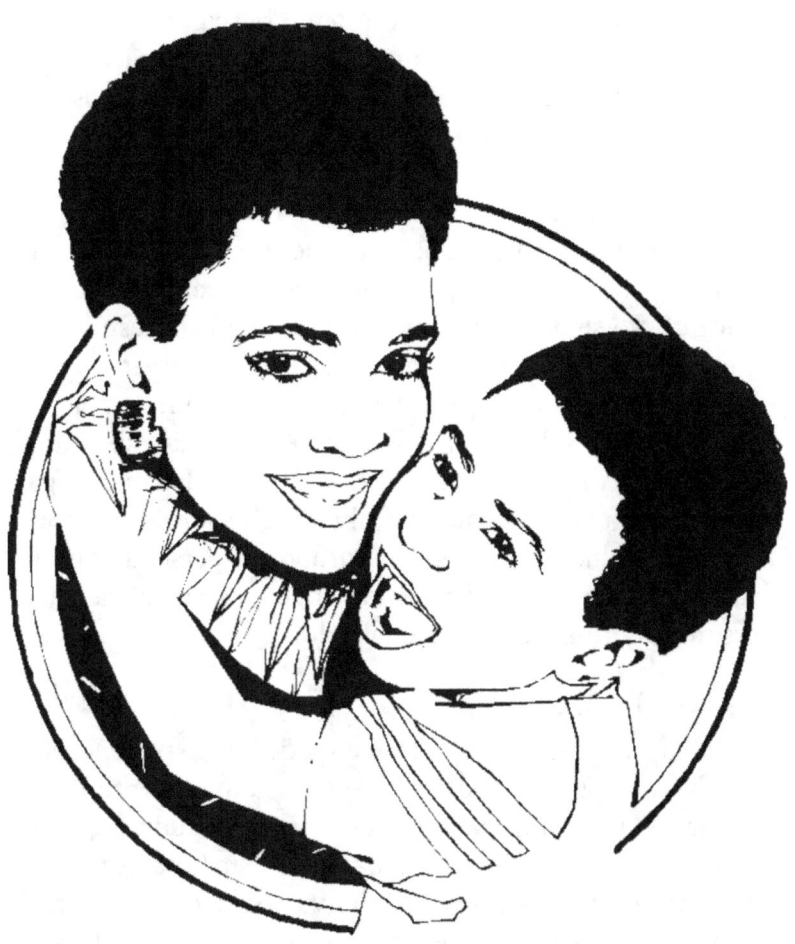

Realizar actividades gratificantes puede ser un gran recur-
so para luchar contra los sentimientos negativos. Ensaye la
agradable sensación que proporciona ayudar al desvalido y
se olvidará de sus problemas durante un buen rato. Tenga

en cuenta que siempre encontrará una referencia de alguien que está en peor situación y que, a pesar de ello, logra mantener cierta alegría en su vida. Intente buscar nuevos horizontes, como la lectura, la música, el cine y los paseos por la naturaleza. ¿Para qué seguir por los mismos caminos que le han llevado a la tristeza?

Buscar el lado positivo de las cosas

Potenciar una actitud positiva ante la vida es una de las estrategias más eficaces para controlar los sentimientos de tristeza. ¿No se da cuenta que recrearse en la desesperanza agudiza los problemas? Hasta los amigos terminan huyendo de quienes solamente relatan sus amarguras. Cuando encuentre que en la vida no solamente hay dolor, sino también alegría, valorará cada momento de felicidad que tenga, aunque sea fugaz. Ya sabe: un niño que le sonríe, un vecino que le saluda afectuoso, un grupo de personas que le cantan cumpleaños feliz, y hasta esa visita que realiza a una persona enferma para darle consuelo.

Buscar las relaciones sociales

Hablar con otras personas acerca de sus experiencias y sentimientos puede ser de gran ayuda para los deprimidos. Hablar con los familiares, con los amigos o acudir a grupos de apoyo entre personas afectadas del mismo mal, son buenas opciones para sentirse más aliviados. No es que "mal de muchos consuelo de tontos", sino que así dejará de sentirse el centro universal de las desgracias. Es como en tiempos de guerra: todos pasan hambre y calamidades, pero cuando tienen unos minutos de sol y una ración de comida, la disfrutan intensamente, pues no saben si mañana tendrán esa fortuna.

Ejercicio

Hacer ejercicio físico, si es posible al aire libre, puede ser de gran ayuda para cualquier deprimido. La liberación de endorfinas es un hecho, y ya sabemos que éstas son las hormonas de la felicidad. Si tiene dinero acuda a un gimnasio, pero si su presupuesto no le permite este capricho una simple terraza le bastará, o un parque urbano cercano. El cuerpo no tiene en cuenta el lugar de entrenamiento, sino solamente el ejercicio.

CAPÍTULO IV

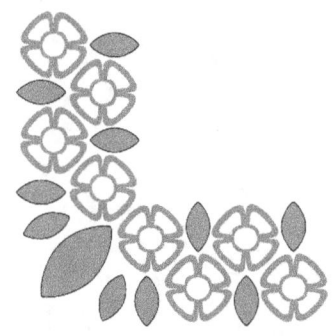
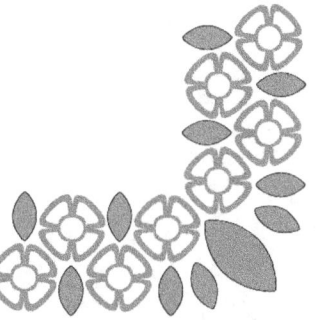

EL TRATAMIENTO

Análisis funcional

Hay que distinguir lo que es diagnóstico de un análisis funcional:

El **diagnóstico** considera la depresión como una enfermedad con unos síntomas y unas causas, aunque estas nunca las menciona.

El **análisis** funcional define la conducta problema de forma concreta y explícita y estudia sus relaciones con elementos del contexto personal y social del enfermo; en concreto, hace hincapié en los antecedentes (próximos y remotos) y en los pensamientos y sentimientos. Es decir, estudia también los aspectos emocionales, espirituales y de conducta que se asocian al comportamiento problemático. Por ello, si alguien cree que la depresión siempre está originada por otros o "por las circunstancias", está normalmente equivocado. La misma problemática, en otra persona, seguramente no le afectará sensiblemente. Por decirlo de otro modo: "No existe la depresión, sino personas deprimidas".

En el análisis funcional influyen de forma determinante la teoría que apliquemos de la depresión. O lo que es lo mismo, a través del análisis funcional se han desarrollado algunas teorías que explican la depresión.

FASES DEL TRATAMIENTO

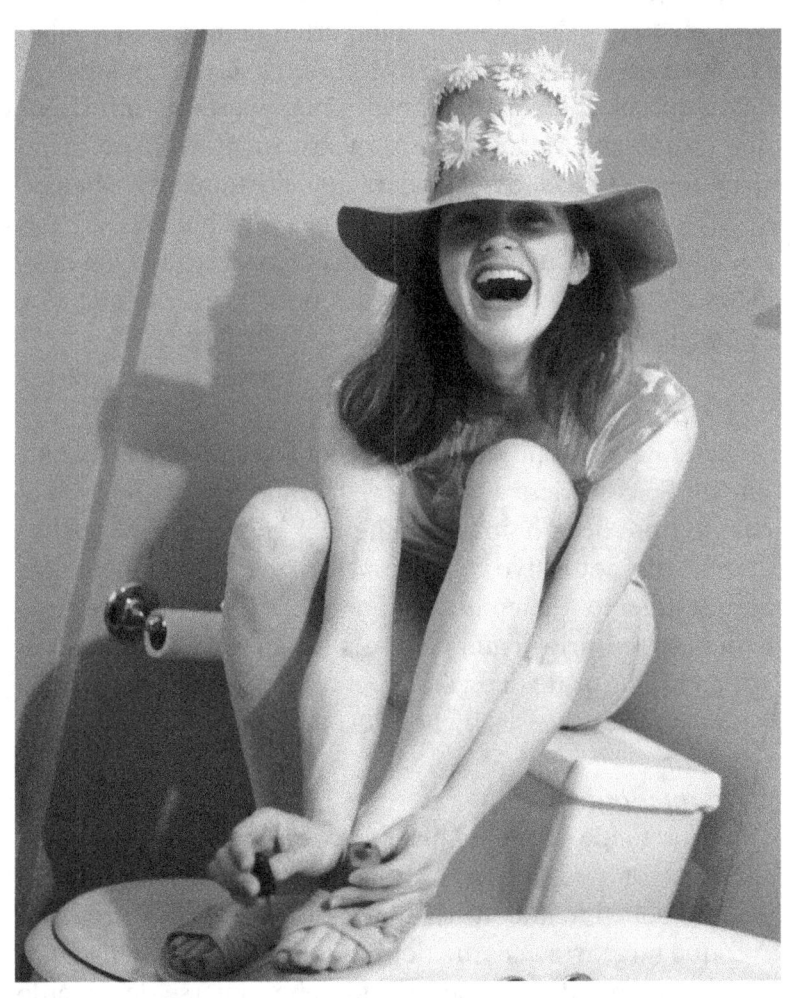

El tratamiento de la depresión se suelen distinguir tres fases:
Aguda, continuación y mantenimiento.

Aguda:

El objetivo es suprimir todos los signos y síntomas de la enfermedad, restaurando el comportamiento social y laboral. Esta fase abarca las primeras semanas de tratamiento, hasta que el enfermo alcanza una respuesta significativa, que usualmente debe ser de al menos un 40-60% de mejora en los síntomas. Se considera que existe respuesta cuando la persona mejora significativamente, si bien no hay una remisión total. Cuando los síntomas reaparecen y son suficientemente graves en los 6 meses siguientes a la remisión, se considera que se ha producido una recaída.

Continuación:

Persigue prevenir las recaídas consolidando la respuesta inicial. Se considera al sujeto recuperado cuando ha permanecido libre de síntomas durante al menos 4 a 9 meses tras el episodio depresivo. Una vez alcanzada la recuperación, el tratamiento de continuación puede interrumpirse; no debiendo retirarlo si aún persisten los síntomas. Sin embargo, en los casos de depresión recurrente, puede aparecer un nuevo episodio meses o años después.

Mantenimiento:

Se pretende prevenir un nuevo episodio de depresión. Su duración podría oscilar desde un año a toda la vida del sujeto, dependiendo de la probabilidad de recurrencias. Aunque no existe acuerdo definido, la decisión de instaurar un tratamiento de mantenimiento debe tomarse de acuerdo con criterios subjetivos; entre los cuales se considera clave el número de episodios previos. Se considera razonable el tratamiento de mantenimiento en personas que han presentado dos episodios depresivos graves en los cinco años precedentes.

Formas de tratamiento

La decisión de instaurar un tratamiento antidepresivo debería realizarse en función de los síntomas, del grado de disfunción, y de los episodios previos depresivos que presenta el enfermo. No debería verse influenciada por la existencia de una explicación razonable para el episodio depresivo, tal como un acontecimiento estresante.

Indudablemente, cualquier persona estará triste si se le muere un ser querido, padece una enfermedad dolorosa o tiene serios problemas económicos. Del mismo modo, la soledad es una de las causas más habituales de cuadros depresivos. En todos estos casos y si no es posible que cambien significativamente las circunstancias negativas, hay que procurar que la persona afectada se haga fuerte, que asuma su presente, pero dándole pautas para que conserve cierto optimismo sobre su futuro.

Tratamientos cognitivos

Los modelos cognitivos (perteneciente o relativo al conocimiento) consideran al hombre un sistema que procesa información del medio antes de emitir una respuesta. El hombre clasifica, evalúa y asigna un significado al estímulo que recibe en función de un conjunto de experiencias provenientes de la interacción con el medio y de sus creencias; también intervienen suposiciones, actitudes, visiones del mundo y autovaloraciones.

Se cree que en los trastornos emocionales existe una distorsión sistemática en el procesamiento de la información; de este modo, la perturbación emocional depende del potencial del individuo para percibir negativamente el ambiente y los acontecimientos que le rodean. Un mismo problema, según el cristal con el cual se mire, puede ser insoportable para unos y llevadero para otros.

Los objetivos a conseguir durante esta terapia del comportamiento son:

1. Aprender a evaluar de forma realista las situaciones que deprimen, pues con frecuencia no son tan graves y solamente se han magnificado.

2. Aprender a observar todos los datos existentes en esas situaciones en busca de una causa mayor.

3. Aprender a formular explicaciones alternativas para las causas de esa depresión. De no ofrecerse alternativas y soluciones, la desesperanza puede agudizar el problema hasta límites incompatibles con la salud. Cuando el horizonte se vislumbra sin nubarrones, la tormenta presente se nos hace menos intensa.

4. Proponer comportamientos diferentes que proporcionen un repertorio más amplio de cara a la relación con otras personas y a la resolución de problemas. La solución no siempre está en conseguir que las personas cambien, que dejen de hacer daño, sino en modificar nuestra respuesta ante estas personas. Aunque la huída no es la mejor de las soluciones, con frecuencia es la única posible.

Psicoterapia

Hasta hace algún tiempo la eficacia de las distintas técnicas de terapia psicológica en el tratamiento de la depresión se consideraba difícil de determinar, entre otras razones porque los estudios habían sido realizados en pacientes que padecían trastornos leves, y que estaban especialmente motivados por dicha forma de terapia. Por estas razones, solía considerarse la psicoterapia tan sólo para los casos poco graves, sin complicaciones, sin concurrencia de síntomas melancólicos, ni psicóticos, y que no presentaban recaídas; preferentemente se empleaba en enfermos que la consideran como terapia preferida o que ya habían respondido positivamente a esta forma de tratamiento. En estudios recientes, la psicoterapia se ha mostrado eficaz, considerándose particularmente útil en personas que no desean recibir medicamentos, por lo que algunos especialistas proponen por igual la farmacoterapia y la psicoterapia específica para la depresión, entre las alternativas de intervención inicial para tratar la depresión mayor.

Tratamiento natural

Esta es la solución propuesta en este libro, en la cual están incluidas las medidas psicológicas encaminadas a conversar y dar esperanza el paciente, así como las diferentes alternativas dietéticas y fitoterápicas existentes. Las grandes ventajas del tratamiento natural son la absoluta inocuidad de esta terapia, la posibilidad de que mejoren simultáneamente otras alteraciones corporales existentes y no menos importantes, su menor costo económico, y su eficacia consolidada con poca probabilidad de recidivas.

Una vez diagnosticado el enfermo con depresión casi siempre puede ser tratado con éxito con terapias naturales y psicoterapia, o ambas. Todos los tratamientos deberían administrarse bajo la supervisión de un experto, y es necesario educar a la persona sobre la necesidad de que colabore activamente en su propia curación, nunca esperando pasivamente a que un remedio haga el milagro de la curación. También es importante que se hable insistentemente (y con la familia si es apropiado) sobre la naturaleza de la depresión, su curso y los riesgos y beneficios de cada una de las opciones de tratamiento. Hay que distinguirlo de la terapia de apoyo, que se encarga de abordar y resolver las dificultades y decisiones vitales usando la capacidad del paciente y los recursos disponibles. Puesto que muchas formas depresivas obedecen a causas conocidas, una ayuda sensata y eficaz para encajar o resolver el problema será la base del tratamiento. No obstante, el tratamiento puramente fitoterápico debería abordarse en todos los pacientes deprimidos cuyo pesimismo, baja motivación y energía, y el sentido de aislamiento social o culpa pueden llevarles a renunciar, incumplir o abandonar el tratamiento antidepresivo global.

Existen algunos casos complicados de depresión, entre los que se incluyen pacientes resistentes al tratamiento o que presentan otras enfermedades graves, para los que la forma más apropiada de tratamiento puede precisar incluso el internamiento en un centro hospitalario adecuado.

Una vez seleccionado el tratamiento a utilizar, en un paciente en concreto, éste debería aplicarse durante un periodo de tiempo suficiente que permita valorar la respuesta del enfermo. Usualmente, un período de prueba de 4 a 6 semanas permite observar la respuesta, al menos parcial. Si la respuesta no es completa, debería continuarse el mismo tratamiento durante otras 4 a 6 semanas más, pero si el enfermo no responde pasadas 6 semanas o sólo se observa respuesta parcial durante 10-12 semanas, debería considerarse otra alternativa. La evidencia disponible sugiere que, tanto los pacientes en los que no se manifiesta respuesta como los que presentan una respuesta parcial a un antidepresivo, podrían beneficiarse del tratamiento con otro producto, o bien, añadir uno nuevo. Si el tratamiento agudo inicial combina fitoterapia y psicoterapia, y no se percibe respuesta en 6 semanas, debería considerarse abandonarlo y buscar otra alternativa.

En algunos pacientes, en los que se han utilizado previamente antidepresivos químicos, deberá tenerse en cuenta el tiempo anterior de tratamiento, la respuesta, si existe síndrome de adicción, y si lo está tomando aún actualmente. Como es norma obligada, **nunca se debe suspender bruscamente el tratamiento anterior**, y es necesario consultar a ambos especialistas, alópata y naturista, sobre el interés en cambiar de tratamiento y médico. Esto nunca es bien recibido por los diferentes terapeutas, pero la libre elección del enfermo debe primar, especialmente si la enfermedad no remite y existe el peligro de un serio deterioro social y personal. Un buen médico debería disponer del tiempo necesario para educar al paciente sobre la enfermedad depresiva, en el sentido de explicar cómo pueden ser tratados sus síntomas, explorar los problemas físicos añadidos, indicar los objetivos del tratamiento y disipar percepciones negativas, como por ejemplo, que la terapia natural no sirve. También debería retirarse a tiempo cuando observe que ninguna de sus terapias ha dado resultado, recomendando otro tipo de medicina.

Interrupción del tratamiento con antidepresivos

(Síndrome de retirada)

Antes de interrumpir un tratamiento con medicamentos antidepresivos, debería explicarse al paciente la posibilidad de que reaparezcan los síntomas, es decir, de que se produzca un síndrome de retirada. Este puede ocurrir con todos los antidepresivos, y usualmente suele comenzar de forma abrupta en el transcurso de los días posteriores a la retirada y se resuelve rápidamente (generalmente en 24 horas) al restaurar el tratamiento. En general, y aunque a veces no es posible, se puede distinguir entre el síndrome de retirada y la recaída de la depresión; así, ésta última es poco frecuente que aparezca durante la primera semana de finalizar la terapia y se resuelve más lentamente al reiniciar la medicación. No obstante, debe vigilarse estrechamente la aparición de signos de reaparición de los síntomas depresivos, ya que si existe evidencia de recaída o recurrencia, habría que restaurar el tratamiento a la dosis efectiva inicial.

PLANTAS MEDICINALES

Aunque la variedad de plantas medicinales es inmensa, resulta paradójico que existan pocas con eficacia demostrada para el tratamiento de la depresión nerviosa. La naturaleza, que tan pródiga ha sido en dejarnos a nuestro alcance miles de remedios para casi todos los males que acaecen al ser humano, se demuestra ciertamente tacaña para curar los trastornos depresivos. No obstante, y esto es muy importante tenerlo en cuenta, actuando sobre el conjunto del sistema orgánico es posible que cedan la mayor parte de las depresiones, por lo que recomendamos en primer lugar la terapia orgánica global, antes que la puramente emocional.

Estas son algunas de las plantas medicinales más eficaces:

AGNUS CACTUS (Sauzgatillo)
Vitex Agnus castus

Usos medicinales:
Actúa en los órganos sexuales femeninos pues posee una acción similar a la progesterona. Favorece, por tanto, el embarazo y la menopausia, así como corrige las amenorreas y trastornos del periodo.

Otros usos:

Es afrodisiaco en la mujer, y mejora la depresión y el insomnio.

Se utilizará con preferencia en aquellas depresiones asociadas con la menopausia y las dismenorreas.

ALHOLVA (Fenogreco)
Trigonella foenum-graecum

Usos medicinales:

Se le reconocen acciones importantes para estimular el sistema nervioso, cardiaco y endocrino. Es uno de los mejores anabolizantes naturales que existen, pudiéndose emplear con cierto éxito para aumentar de peso. Abre el apetito, mejora la digestión y las dispepsias, actuando con un leve efecto laxante. Externamente se emplea para lavados de forúnculos, abscesos y vaginitis, así como para enjuagues bucales en la faringitis.

Es expectorante, alivia los dolores de garganta y los menstruales, corrige el estreñimiento, el colesterol elevado, baja la fiebre moderadamente, mejora la vista cansada, estimula el útero y reduce el exceso de azúcar en sangre.

Otros usos:

Eficaz en las depresiones asociadas con anorexia y delgadez.

AVENA
AVENA SATIVA

Usos medicinales:
Es diurética, rejuvenecedora, sedante, refrescante y energética. Se emplea en decaimientos, para calmar los estados ansiosos y para aliviar los trastornos de la menopausia. En menor proporción es empleada en las bronquitis (especialmente cuando el moco contiene sangre) y los edemas. Es laxante suave, tónico nervioso, diurética y ayuda a controlar la hipertensión. Los copos se emplean con éxito en el tratamiento del colon irritable y son ideales para estómagos sensibles, pacientes desnutridos y como primer alimento después de una operación quirúrgica.

Otros usos:
Con su harina se preparan multitud de cosméticos contra las arrugas y para mantener la lozanía de la piel. También se puede emplear para lavar la piel de los niños y evitar las escoceduras, y en general para aplicarla directamente sobre la piel irritada o con dermatitis. Como jabón se emplea para eliminar la costra láctea.

Ayuda en la cura de desintoxicación por opiáceos y nicotina.

Su harina se utiliza con éxito para el baño, especialmente en bebés.

Sirve para la preparación de whisky.

Para combatir el estreñimiento hay que utilizar la avena cruda, lo mismo que para combatir el estrés. También se recomienda para combatir el síndrome de la dependencia medicamentosa o de drogas, para limpiar el aparato digestivo y para controlar la actividad hormonal en las mujeres.

Eficaz como estabilizador nervioso en las depresiones leves o para evitar recidivas.

DAMIANA
TURNERA DIFFUSA

Usos medicinales:
Estimulante del sistema nervioso y hormonal. Es un reputado afrodisiaco tanto en hombres como en mujeres. Es tónico nervioso, cerebral, aumenta la tensión arterial y mejora la memoria. Es ligeramente expectorante y laxante a dosis altas. Tiene sinergia con el ginseng en la frigidez e impotencia, y con el romero en el agotamiento.

Otros usos:
Puede sustituir al té común y es desinfectante. En algunos países las hojas secas se emplean como sustituto del tabaco, pues produce euforia, aumento de la imaginación y posterior relajación.

Adecuada en las depresiones que van unidas a impotencia o frigidez. Eficaz como tónico nervioso de efecto rápido.

ELEUTEROCOCO (GINSENG SIBERIANO)
ELEUTEROCOCUS SENTICOSUS

Usos medicinales:
Estimulante y adaptógeno. Se emplea mundialmente como sustituto del ginseng para las disfunciones sexuales, como estimulante hormonal y nervioso, así como para mejorar la prostatitis y el sistema defensivo.

Otros usos:

Tiene un ligero efecto antiinflamatorio, mejora la permeabilidad capilar y se le han encontrado acciones positivas en la diabetes y la hipotensión. Es afrodisiaco moderado en mujeres.

Recomendado como tónico general del sistema nervioso y muscular.

Constituye un buen tratamiento de fondo para las depresiones que cursan con fatiga, aunque está desaconsejado en las que exista un componente ansioso.

GINSENG
PANAX QUINQUEFOLIUM

Usos medicinales:

Estimulante nervioso, hormonal y muscular, así como hipoglucemiante ligero, antiespasmódico y afrodisiaco. Es la planta medicinal más utilizada en todo el mundo y de la que todavía no conocemos todas sus propiedades. Se emplea con éxito en los decaimientos, agotamiento nervioso, estrés, fatiga intelectual, mala memoria y riego sanguíneo cerebral disminuido. También para corregir los problemas nerviosos y hormonales de la menopausia, para aumentar las defensas inespecíficas, en la disminución prematura de la potencia sexual, como regulador de la presión sanguínea y en las diabetes no estabilizadas.

Otros usos:

No se recomiendan dosis diarias superiores a los dos gramos, aunque se han logrado resultados óptimos en casos de insomnio empleando cinco gramos/día.

Adecuado especialmente para las depresiones en la edad madura y del anciano.

HIPERICÓN (Hierba de San Juan. Corazoncillo)
HYPERICUM PERFORATUM

Usos medicinales:
Sedante, astringente y vulnerario. Es el mejor antidepresivo natural que existe, sin que tenga efecto excitante. Corrige la ansiedad, las taquicardias y las neurosis. Mejora las funciones biliares, las varices y las neuralgias.
Otros usos:
Externamente es un remedio natural contra las quemaduras, las heridas, contusiones y llagas. Con las flores se prepara un delicioso vino medicinal para combatir los decaimientos.

Aunque su efecto tarda al menos una semana en percibirse, constituye la terapia básica para la resolución de las depresiones. No es excitante ni sedante, por lo que puede ser utilizado en cualquier momento, incluso cuando se conduzcan vehículos.

MELISA
MELISSA OFFICINALIS

Usos medicinales:
Es digestiva, carminativa, antiséptica y algo sedante. Es una planta muy eficaz en afecciones "de la mujer", especialmente dismenorreas, jaquecas e histerismos. También tiene buenos efectos como antiespasmódica, sedante y para cortar las náuseas y vómitos del embarazo. Corrige las palpitaciones, ansiedad, vértigos y otros trastornos propios de un sistema nervioso alterado, lo mismo que los calambres y la vaginitis nerviosa.

Externamente se emplea para mejorar las heridas, lavar los ojos enrojecidos y como un estupendo baño aromático relajante. Calma el picor de las picaduras de insectos y evita el estancamiento de la leche materna. No induce al sueño, por lo que es un remedio tranquilizante para tomar durante el día. Desde hace siglos se le ha considerado la mejor hierba para combatir la melancolía y la tristeza.

Otros usos:
Tiene sinergia con el Hipericón en las depresiones nerviosas. Con la Melisa se fabrica la popular "Agua del Carmen" o "Agua de Melisa", la cual fue popularizada por los monjes Carmelitas en 1611 y que aún se puede encontrar en herboristerías y farmacias antiguas.

Eficaz en aquellas depresiones que vayan unidas a melancolía y excesiva añoranza en épocas felices del pasado. También, cuando sean frecuentes episodios de lipotimias o desmayos ocasionados por un sistema nervioso sensible.

ROMERO
ROSMARINUS OFFICINALIS

Usos medicinales:
Carminativo, hipertensor, colagogo, antirreumático. Una extraordinaria planta comparable al popular ginseng y que se emplea en decaimientos, hipotensión, insuficiencia biliar, amenorrea y espasmos digestivos. Mejora la memoria, estimula el sistema nervioso y tiene efectos contra el exceso de colesterol.

Otros usos:

Externamente es un buen remedio contra la calvicie, las heridas y la dermatitis seborreica. Es antiparasitario, antineurálgico y antirreumático local.

Sirve como tratamiento de fondo en depresiones que vayan unidas a hipotensión y somnolencia.

YLANG-YLANG
ANONA ADORANTISSIMA

Usos medicinales:

Internamente se puede aplicar para combatir la frigidez femenina, la hipertensión, las infecciones intestinales, las taquicardias y los procesos febriles. Tiene poder para provocar la sudoración y actúa como un estimulante nervioso. En aplicación externa se usa como antiséptico para la piel.

Otros usos:

Suavizante de la piel, taquicardias, ansiedad, depresión.

Adecuada en cuadros depresivos leves que vayan unidos a frigidez y timidez.

NUEVOS REMEDIOS

Rhodiola
Bacopa

HOMEOPATÍA

La homeopatía puede suponer una ayuda considerable para el tratamiento de las depresiones, especialmente por su efecto restaurador orgánico. Aunque su aplicación requiere un diagnóstico minucioso, una vez encontrado el remedio adecuado los efectos pueden ser muy rápidos.

Para las depresiones crónicas se recomienda una dosis en días alternos a la 7-9 CH, y para los casos agudos tres veces al día a la 5-8 CH. Suele ser compatible con cualquier medicación o tratamiento natural y se le considera un remedio inocuo.

ARSENICUM ALBUM
ANHÍDRIDO ARSENIOSO
ACIDUM ARSENICUM ANHYDRICUM

Características de la enfermedad:
Nos encontramos con una persona delgada, pálida, con el rostro demacrado, con arrugas y edemas en los párpados inferiores. Los niños, meticulosos y ordenados, son friole-

ros, frágiles, se atemorizan con facilidad y tienen miedo a la soledad y la noche. Adultos y niños sufren con frecuencia episodios de agitación y depresión, a lo que se suma la debilidad, los deseos de tumbarse, la ansiedad y el miedo a la muerte.

Mejoran con el calor, cambiando de posición y con las comidas y bebidas calientes, salvo en los casos agudos en los que prefieren las bebidas frías. No les gusta la carne, padecen sed fuerte que se mitiga bebiendo pequeñas cantidades repetidas y tienen sensaciones diversas de quemaduras, empeorando generalmente entre la una y las tres de la mañana.

Tratamiento:

Los casos leves se solucionan con una dosis diaria a la 7 CH, reservando las diluciones más altas para emplearla una vez a la semana o al mes.

Eficaz en las infecciones graves que cursan con hipersensibilidad al frío y con dolores que mejoran con el calor. También en infecciones intestinales, urinarias, vaginales, así como en el asma, la coriza nocturna, las dermatosis crónicas, la psoriasis y las neuralgias.

Es el tratamiento de fondo de los cuadros depresivos en personas que tienen miedo a la muerte, a la noche y a la soledad.

El **Arsenicum iodatum** *(yoduro de arsénico)* se emplea en la tuberculosis pulmonar, derrames pleurales, exantemas pruriginosos, erupciones escamosas del cuero cabelludo, psoriasis, acné o vaginitis.

El individuo sensible se siente débil, suda por las noches y adelgaza.

Otras aplicaciones:
Nariz tapada con mucosidad que duele al expulsarse. Garganta dolorosa y con sensación de intenso calor. Tos seca que mejora al incorporarse, dolor de estómago que mejora al tomar leche caliente con azúcar o con aplicación local de calor. Problemas digestivos durante los viajes, deposiciones verdosas fétidas, urticarias, retención de orina, calor interno pero piel fría.

CHINA OFFICINALIS
CORTEZA DE LA QUINA
CINCHONA SUCCIRUBRA

Características de la enfermedad:
Los trastornos de oído van unidos a hemorragias diversas, visión borrosa, debilidad general, dolor en el cuero cabelludo y gran distensión estomacal.

El gusto es amargo, hay anorexia, intolerancia a la leche y a la fruta, diarrea y fuerte debilidad. Empeoran con las corrientes de aire y mejoran con el calor. Hay fiebre que oscila durante el día, palidez amarillenta, sudoración, debilidad, ansiedad, falta de ánimo, cefaleas y somnolencia. También dolores faciales, permanencia de los alimentos prolongada, gases, diarreas después de comer, vértigos y depresiones.

Tratamiento:
En casos agudos se administrará la dosis cada seis horas e incluso cada diez minutos si hay hemorragias. Se tratarán el meteorismo, las diarreas indoloras y la convalecencia de

151

enfermedades con fiebre. En las inflamaciones de la mucosa gástrica, pérdidas de sangre, convalecencia de enfermedades, enflaquecimiento de brazos y piernas, dolores que se agravan con el contacto y neuralgias faciales.

Otras aplicaciones:
Depresiones asociadas a vértigos, dolores de cabeza y somnolencia.

Dolores punzantes que van de un lado a otro de la cabeza, con sensaciones extrañas en el cerebro, y el cuerpo cabelludo muy sensible. Mal sabor a la mayoría de los alimentos y sensación de plenitud gástrica nada más empezar a comer. Intolerancia a la fruta y diarreas de color marrón que pueden contener sangre. Sudor nocturno y enfermedades febriles con alternancia de frío y calor.

En resumen:
Enfermedades que mejoran con el calor, el silencio y el reposo.

Enfermedades que se alivian con el calor y que empeoran entre la 1 y las 2 de la madrugada. Personas hipersensibles, preocupadas por la muerte, con dolores internos que cursan con calor y mejoran en compañía.

IGNATIA AMARA
Haba de San Ignacio

Características de la enfermedad:
Predominan las alteraciones emocionales como tristeza, aprensión, llanto, suspiros y cambios de humor que terminan en cólera. La emotividad alterada genera intolerancia a

los olores, el dolor y las contrariedades. Hay bulimia, tos espasmódica que no cesa, dolor de garganta al comer, náuseas, dolor de cabeza, tics faciales y de párpados. Tendencia a la auto-recriminación, a la contradicción en su comportamiento y a los rasgos histéricos. Sus dolores de cabeza y náuseas mejoran al inclinarse, tiene sensación de un cuerpo extraño en la garganta, manifiesta sentir un clavo en su cabeza que desaparece al orinar, y suelen acusar hemorroides punzantes.

Empeoran hacia media mañana y sienten una gran debilidad, no necesitando consuelo aunque sí distracciones y calor. Afecta más a las mujeres de pelo oscuro y a los niños.

Tratamiento:

Es adecuada sobre todo en los problemas emocionales que produzcan tensión, deseos contradictorios, conflictos familiares o laborales, así como en aquellos que generen angustia en el sujeto.

Eficaz en los problemas depresivos intensos, en los cuales suele bastar con una dosis semanal a la 30 CH y en las crisis de histeria y angustia en la que se administrará una dosis por la mañana a la 9 CH. También en los cuadros depresivos que vayan unidos a crisis de histeria, bulimia y cambios de humor incomprensibles.

Puede ser adecuada en la melancolía, migrañas punzantes, úlceras gastroduodenales, contracciones uterinas y hemorroides.

NATRIUM MURIATICUM
SAL MARINA SIN REFINAR

Características de la enfermedad:

153

Nos encontramos con personas delgadas, de piel amarillenta, con acné en los jóvenes, con labios resecos y grietas en las comisuras labiales. La persona tiene buen apetito, mucha sed y cambia de humor con facilidad, eligiendo casi siempre la soledad como alternativa más cómoda. Suele estar triste, llora con facilidad, es melancólico y tiene frecuentes dolores de cabeza.

Se encuentra peor a orillas del mar, con el calor y a las diez de la mañana. Le gustan los alimentos salados y esto le genera sequedad de mucosas y sed muy fuerte. Se decepciona sentimentalmente con facilidad, cae en depresiones rápidas, y con frecuencia su piel está marcada por verrugas, herpes y eczemas. Tiene la zona que rodea a las uñas despellejada y mejora con el aire libre. Tendencia al llanto, a la melancolía, la indiferencia por la familia y se encuentra frecuentemente cansado.

Existen estornudos crónicos con hemorragias nasales, inflamaciones articulares, pérdida del olfato y el gusto, enfermedades de las vías respiratorias superiores, urticarias, prurito en la palma de la mano, en el dorso y en la planta del pie y herpes labial.

Tratamiento:
Es eficaz en la astenia, adelgazamiento, las depresiones, los problemas escolares y las desilusiones sentimentales. También en las deshidrataciones, en el estreñimiento, las alergias primaverales, el asma y el dolor de cabeza por estudios. En las afecciones hepáticas e intestinales crónicas, la cefalea, tuberculosis cutánea, menstruaciones escasas, hipertiroidismo y ataques de gota con náuseas.

Remedio adecuado en las verrugas de las manos y el

acné juvenil. La dosis puede bastar con 30 CH una vez por semana.

En las depresiones unidas a cansancio y tendencia al llanto es muy eficaz.

El **Natrium carbonicum** *(carbonato de sodio)* se aplicará en las cefaleas crónicas, afecciones nerviosas que empeoran con los cambios meteorológicos, inflamaciones de la parte inferior de la nariz y trastornos digestivos de origen nervioso.

El **Natrium choleinicum** *(coleinato de sodio)* en las afecciones intestinales crónicas que coinciden con afecciones hepáticas, ictericia, cirrosis hepática y trastornos depresivos.

El **Natrium phosphoricum** *(monohidrogenofosfato)* en la insuficiencia digestiva, pirosis, acidez gástrica y dificultad en la digestión de carbohidratos. Se encuentra en todos los tejidos y controla la digestión de las grasas y los ácidos.

Se emplea en el agotamiento nervioso, apatía e indiferencia, nerviosismo por la noche, dolor de cabeza en la frente, acidez estomacal y tensión nerviosa.

Útil en los cólicos de vesícula, eructos, lengua pastosa y amarillenta y picores en la piel.

El **Natrium sulfuricum** *(sulfato de sodio)* en las afecciones hepatobiliares, las diarreas hepáticas alternadas con estreñimiento y en la gota.

Es una sal imprescindible para el equilibrio hídrico del organismo, para la función renal y para eliminar el exceso de agua.

El cuadro incluye melancolía, tristeza, cansancio de vivir, sensibilidad al ruido y aversión a la luz.

Se emplea en los dolores intensos de la parte superior de la cabeza, el vértigo, el sabor amargo en la boca, las ventosidades, la indigestión frecuente, el abdomen hinchado, el asma ruidosa, y cuando los síntomas empeoran con el tiempo húmedo y por la noche.

PHOSPHORUS
Fósforo blanco

Características de la enfermedad:

Suele darse en personas de aspecto enfermizo, delgados, con abdomen pequeño, de piel pálida y muy sensibles a todas las notas discordantes. Son ansiosos, con miedo a la soledad, las tormentas y la muerte y por ello buscan desesperadamente compañía, aunque su pasión es tan fugaz como su entusiasmo. Tienen ansiedad por el futuro, tristeza, depresiones, hiperexcitabilidad y gran inquietud. Son frecuentes los trastornos visuales, la fotofobia y el lagrimeo, las encías sangran con facilidad, tos seca que se agudiza al hablar, ronquera, lengua blanca, meteorismo, fiebre con ausencia de sed y la mayoría de los síntomas van acompañados por sensación de intenso calor.

Mejoran con el calor, el sueño y suelen tener las manos ardiendo, jaquecas, vértigos al llegar a la vejez, y es frecuente que tengan la mucosa faríngea en carne viva. Empeoran con el frío, acostados del lado izquierdo, al correr y con el trabajo intelectual, aliviándose sus dolores de cabeza al apretarse la frente con la mano fría.

Les gusta la sal, los alimentos fríos, tienen mucha sed y les repugna la carne, la leche y las ostras. Mejoran con el descanso, el sueño y el calor, aunque empeoran por las tardes y las noches.

Tratamiento:
Especialmente indicado en las afecciones hepáticas graves, incluida la cirrosis, con dosis de 15 CH en ayunas. También es adecuada en las hemorragias de cualquier tipo y localización, las quirúrgicas (también como prevención) y las metrorragias.

Eficaz en los problemas pulmonares con fiebre alta, en la tos seca sin expectoración, en las nefritis agudas, en la hipertensión arterial, los fallos cardíacos y los accidentes vasculares cerebrales. Eficaz en la tuberculosis, el raquitismo, el hipertiroidismo y las caries, así como en las inflamaciones de los tendones, la descalcificación y las atrofias musculares después de accidentes.

En los vértigos de los ancianos emplearemos la 15 CH una vez a la semana, en la hipersensibilidad nerviosa la misma dosis y en las hemorragias una dosis cada seis horas a la 9 CH.

Para el tratamiento antidepresivo se utiliza a la 9 CH, especialmente cuando va acompañada por fatiga intelectual, pérdida de memoria y bajo rendimiento escolar.

PULSATILA (Anémona de los bosques)
ANEMONE PULSATILLA

Usos medicinales:
Es antiespasmódica, sedante, diurética y rubefaciente. Antiguamente se utilizaba como calmante de la tos, para

calmar los dolores gástricos, las menstruaciones dolorosas y estimular la sudación. En la actualidad solamente se emplea en homeopatía, dado que es bastante tóxica, y en esta modalidad es muy eficaz para mejorar la depresión, la debilidad muscular y las irregularidades en el período.

Otros usos:

También es eficaz en personas frioleras, en las neuralgias faciales, la gota y en las enfermedades reumáticas. Puede ser útil para mejorar los orzuelos y los dolores de oído. Se aplica en cataplasmas contra la tiña.

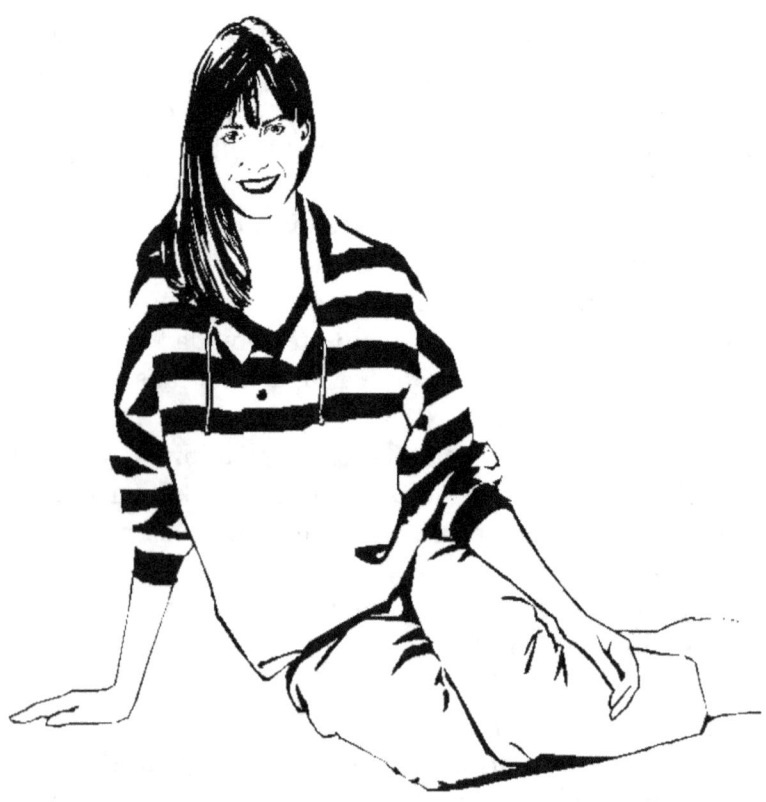

Se emplea homeopáticamente en las depresiones de las personas delgadas, frioleras, de tez pálida y excesivamente susceptibles.

OLIGOTERAPIA

La oligoterapia es otra de las terapias de apoyo que suele dar sus mejores resultados en las afecciones crónicas. Aunque los efectos no son intensos, proporcionan los recursos necesarios para que el propio organismo inicie y consolide la recuperación. Estos catalizadores son capaces de desencadenar multitud de reacciones internas que conducen a la curación total.

DIATESIS IV: ANÉRGICA
COBRE-ORO-PLATA

Esta clasificación engloba a personas que resisten mal las enfermedades, tanto a nivel físico como psíquico.

Genética:
Suelen darse familias enteras con debilidad, enfermedades desde la infancia y depresiones intensas.

Carácter:
Aunque tienen interés en trabajar duro se agotan con facilidad y pueden ser considerados como vagos. Con el

tiempo la incomprensión les hace desear la soledad, se tornan apáticos, no tienen interés por su familia ni por la sociedad y la idea del abandono y la huída como solución les parece viable.

Características físicas:
La falta de energía y fortaleza es su rasgo más peculiar. Cualquier esfuerzo les agota. Si caen enfermos se curan con dificultad y pueden fallecer por enfermedades aparentemente leves.

Enfermedades frecuentes:
Eccemas infectados, alergias respiratorias, acné y psoriasis. Hay artrosis, poliartritis y sobre todo problemas infecciosos de repetición, entre ellos los causados por estafilococos que cursan con osteomielitis, ántrax y forúnculos.

La tuberculosis es un problema común en las familias afectadas, así como las fístulas anales y rectocolitis.

La depresión crónica es otro de los trastornos asociados, aunque una terapia prolongada con esta mezcla de oligoelementos, junto a los remedios fitoterápicos, conduce casi siempre a una mejoría importante.

FLORES DE BACH

Son incluso más inocuas que la homeopatía y la fitoterapia, por lo que suponen un arma contra la depresión altamente recomendable. La ausencia de reacciones indeseables va unida a una gran sensación de bienestar físico y mental, lo que facilita la confianza del enfermo con su terapeuta.

GENCIANA
GENTIANA AMARELLA

Efecto:
Ánimo. Aceptar que es necesario enfrentarse a los problemas en lugar de llorar. Para conseguir una actitud positiva.

Aplicaciones terapéuticas:
Ayuda a superar la tristeza y la depresión cuando éstas son debidas a causas conocidas.
Duda y pesimismo. Contra el desaliento ante los proble-

mas grandes o repetitivos. Para el negativismo, el fracaso y la ausencia de espíritu competitivo.

ROSA SILVESTRE
Rosa canina

Efecto:
Motivación. Alegría por vivir, deseos de acción y placer por poder hacer.

Aplicaciones terapéuticas:

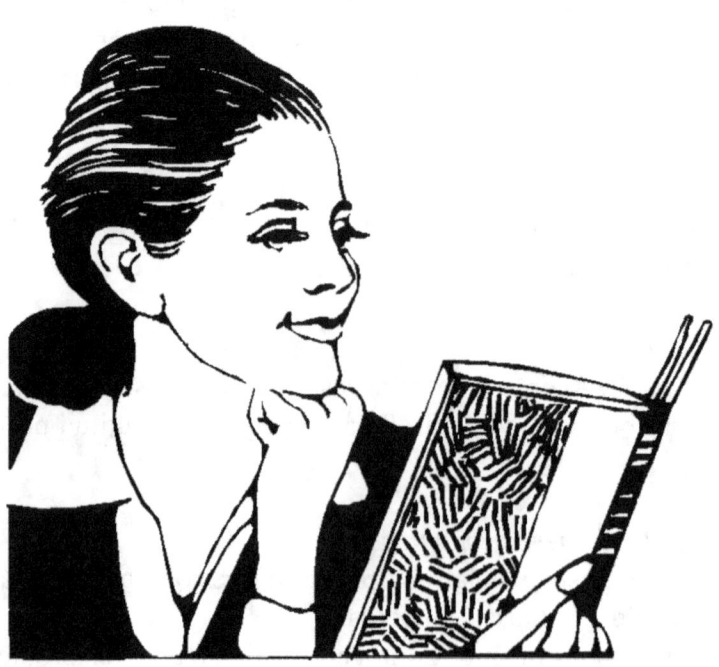

Ayuda a la transformación interna ante los cambios importantes de la vida. Útil cuando otros remedios no actúan. Resignación y apatía. Fatalismo, pasividad y falta de motivación o expectación. Pérdida del impulso vital.

REMEDIO RESCATE

Supone el remedio perfecto para quienes desean comenzar a emplear las virtudes de las flores de Bach y no poseen los conocimientos necesarios. Como ya hemos dicho, la inocuidad es tan alta que no son necesarios conocimientos profundos de medicina para emplearlos.

El Remedio Rescate tiene la ventaja de que puede emplearse por vía oral, en crema o en el agua de baño. La composición es:

Cerasífera: Para los sentimientos de desesperanza.

Estrella de Belén: Para los estados de shock emocional y físicos.

Heliantemo: Alivia los momentos de miedo y terror.

Impaciencia: Cuando está el ánimo alterado, irritable y colérico.

Clemátide: Para los apáticos, los conformistas.

La suma de estos cinco componentes proporciona un alivio inmediato en situaciones de estrés, depresión, sobrecarga emocional y física, y problemas familiares.

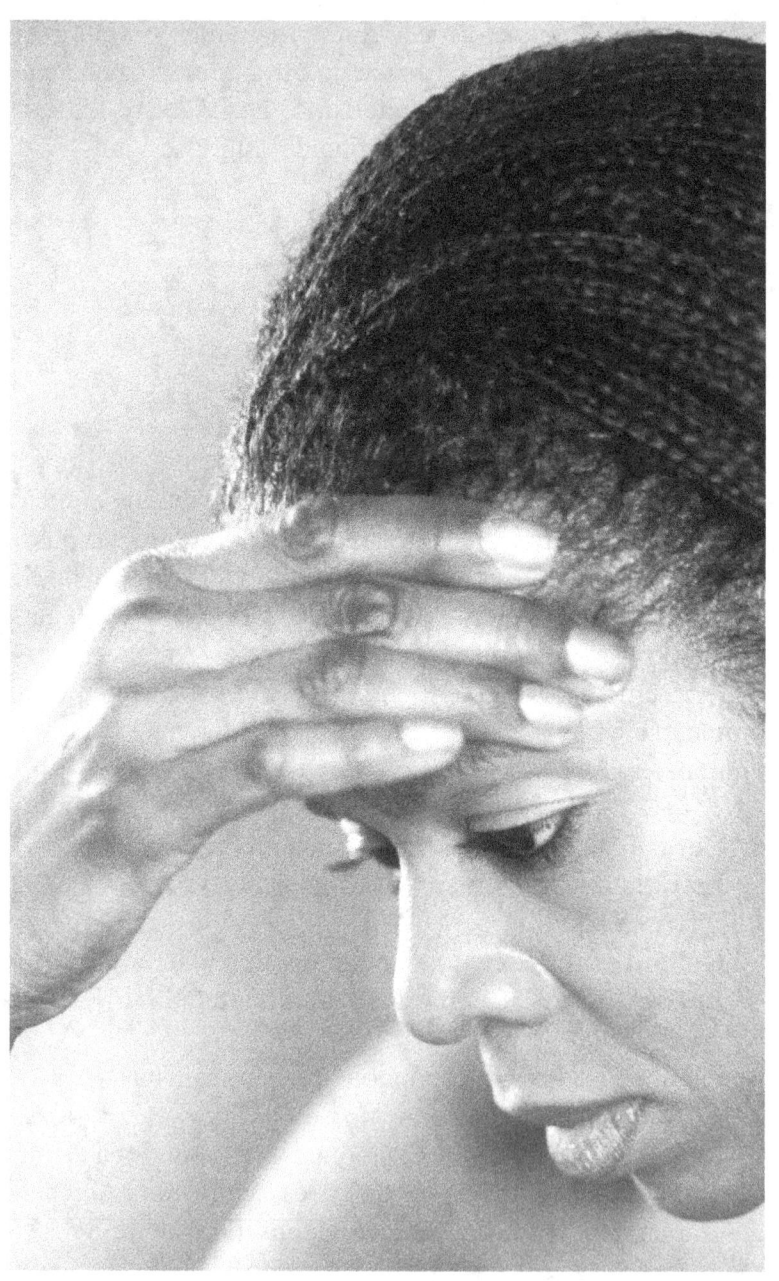

Adecuados también para cuando nos encontremos nerviosos, indecisos y creamos que los problemas se nos desbordan o no somos capaces de solucionarlos al unísono.

MINERALES

Sin una presencia continuada de todos ellos en la sangre el organismo enfermará, por lo que constituyen una terapia complementaria casi siempre necesaria en los procesos depresivos.

HIERRO

Causas de deficiencia
-En la menstruación se pierden aproximadamente
de 0,5 a 0,8 mg/día y durante la lactancia 0,5 mg que
van a parar al niño.
-En épocas de calor se pierden por sudor casi
1 mg/día. Se elimina, además, por las uñas, el pelo
y la piel.
-La carencia de vitamina C impide la conversión
a ferrosa, lo mismo que la de vitamina E.
-Dosis extras de fósforo impiden su absorción,
aunque el calcio la favorece.
-Cuando hay un aumento de la motilidad intestinal

o cuando se toma regularmente salvado, hay una menor absorción de hierro.

-El café y el té dificultad su absorción, lo mismo que tomar medicamentos alcalinos para combatir la acidez.

-Las enfermedades hepáticas liberan el hierro almacenado.

-Las hemorragias, aunque pequeñas, aumentan sensiblemente las demandas.

-Los parásitos intestinales impiden cubrir las necesidades diarias.

-Hay pérdidas continuas por encías sangrantes, hemorroides y úlceras gástricas.

-La presencia de cobre es esencial en su metabolización.

-Las dietas de adelgazamiento siempre producen anemia aunque se suministre hierro extra. Esta carencia puede ser debida a la imposibilidad de absorber el hierro inorgánico de los medicamentos o a la falta de la necesaria acidez gástrica.

-La toma continuada de aspirina, tan recetada para prevenir la trombosis, aumenta las demandas de hierro.

Síntomas de carencia

La carencia de hierro está íntimamente ligada a la anemia, por tanto, los síntomas son iguales, entre ellos:

-Piel pálida, difícil de broncearse.

-Fatiga, hipotensión.

-Taquicardia, soplos cardíacos funcionales.

-Respiración débil, superficial.

-Imposibilidad de realizar ejercicios.

-Uñas quebradizas, alopecia.

-Infecciones frecuentes, especialmente de vías r

espiratorias altas.

-Visión defectuosa.

-Estreñimiento, pérdida del apetito.

-Insomnio, depresiones, irritabilidad con tendencia al llanto.

-Hormigueos en los dedos.

-Epistaxis.

-Amenorrea en mujeres jóvenes.

-Impotencia y frigidez.

-Mala memoria, vértigos y zumbidos de oído.

-Picores generalizados.

YODO

Funciones orgánicas

El yodo está relacionado de alguna manera con al menos 100 procesos enzimáticos controlados por el tiroides, entre ellas:

-Controlar la energía metabólica de las células.

-Participar en el crecimiento estatural de los niños.

-Favorecer el desarrollo intelectual y afectivo.

-Actuar sobre el metabolismo de las grasas de manera definitiva.

-Controlar todos los procesos de asimilación y utilización de los minerales y el agua.

-Favorecer el crecimiento sano de la piel, los cabellos y las uñas.

-Actuar sobre el sistema circulatorio.

-Trabajar en conjunto con el resto de las glándulas endocrinas, especialmente la hipófisis y las gónadas.

-Actuar sobre el sistema neuromuscular.

-Activar la síntesis de la melanina.

-Facilitar la conversión de los carotenos en vitamina A.

-Participa en el metabolismo de las proteínas y los carbohidratos.

-Estimula la síntesis del colesterol.

Aplicaciones terapéuticas del yodo

Este mineral tan importante para la salud exige, sin embargo, un mayor control a la hora de dosificarlo, ya que un exceso o una utilización inadecuada pueden producir trastornos importantes. Por ello y ante la duda, lo mejor es tomar alimentos que sepamos contienen suficiente cantidad, evitando las pastillas de farmacia a partir de ioduro potásico o extractos de tiroides. Entre los alimentos con más contenido en yodo están:

-Agua fresca, aunque oscila mucho la cantidad según la región.

-Alimentos vegetales regados con agua de manantial.

-Algas marinas de todo tipo, especialmente laminarias y fucus.

-Los moluscos, mariscos, crustáceos y pescados marinos en general.

-El berro y otras plantas acuáticas cercanas a manantiales.

-El ajo y la cebolla.

Puede ser útil en:
Obesidad.
Caída prematura del cabello en jóvenes.
Cansancio y sueño a todas horas.
Hipotiroidismo, mixedema, cretinismo.
Angina de pecho.

Arteriosclerosis.
Mejora del desarrollo intelectual del niño.
Estímulo del rendimiento muscular.
Colesterol elevado.
Mejora en la absorción de otros minerales.
Mala circulación arterial.
Cabello seco y áspero.
Dismenorreas en jóvenes.
Bocio.
Apatía, somnolencia y depresión.
Uñas con estrías.
Bronquitis aguda.
Toxemia.
Esclerosis vascular.
Ganglios linfáticos inflamados.
Tuberculosis y sífilis.

LITIO

Funciones orgánicas

Actúa en la hidratación celular permitiendo que el sodio salga de la célula sin afectar al potasio.

Es decisivo en la función de los neurotransmisores.

Mantiene la membrana celular en buen estado.

Regula las tasas de catecolamina de la acetilcolina, del ácido glutámico y el ácido gamma amino butírico (GABA).

Colabora en la síntesis del ATP (Adenosín trifosfato).

Facilita la eliminación renal de la urea.

Controla la excitación nerviosa del corazón.

Aplicaciones terapéuticas

Las primeras aplicaciones con el litio fueron como consecuencia de encontrar una gran eliminación de sodio y fuertes retenciones de litio en los pacientes afectados por depresiones maniacas depresivas. El problema es que la dosis terapéutica recomendada, entre 600 a 1,500 mg/día, suele ser tóxica a largo plazo, especialmente si hay algún tipo de retención renal. El tratamiento natural el cual emplea comprimidos de levadura con litio que contienen 0,8 mg o el catalítico a la 4 CH, lo hace prácticamente atóxico, aunque conserva la mayoría de sus propiedades curativas.

Se puede emplear en:
-Manías depresivas.
-Cambios de humor bipolares.
-Alcoholismo crónico.
-Depresión agitada.
-Ideas de suicido.
-Debilidad física.
-Melancolía
-Tratamiento complementario con psicofármacos.
-Tratamiento de las alteraciones emocionales
 producidas por corticoides.
-Psicosis.
-Trastornos del humor con irritabilidad, ansiedad,
agitación y angustia.
-Hipocondría.
-Disminución de la creatividad y de las facultades
mentales.
-Fobias.
-Como complemento de la terapia con fármacos en
la epilepsia, parálisis periódica y parkinsonismo.

-Alteraciones del sueño.
-Dolores de cabeza por tensión nerviosa.
-Hipertiroidismo.
-Agresividad.

ALUMINIO

El aluminio en dosis altas o prolongadas es indudablemente un tóxico, como lo es el hierro, el calcio, el yodo y cualquier otro nutriente esencial, pero en diluciones homeopáticas o catalíticas no solamente está exento de toxicidad sino que es un aliado extraordinario para corregir problemas cerebrales y nerviosos. La experiencia lo recomienda como revitalizante cerebral en la edad madura, en la oligofrenia, en la atonía cerebral y en los retrasos del desarrollo intelectual de los niños. También es un aliado de primer orden para combatir el insomnio.

Las sobredosis, que ocurren con frecuencia en los hogares al fregar enérgicamente los utensilios de cocina, eliminando así la capa protectora y liberando el aluminio puro, producen alteraciones cerebrales y lesiones renales.

Se utiliza para mejorar la calidad del sueño en los depresivos.

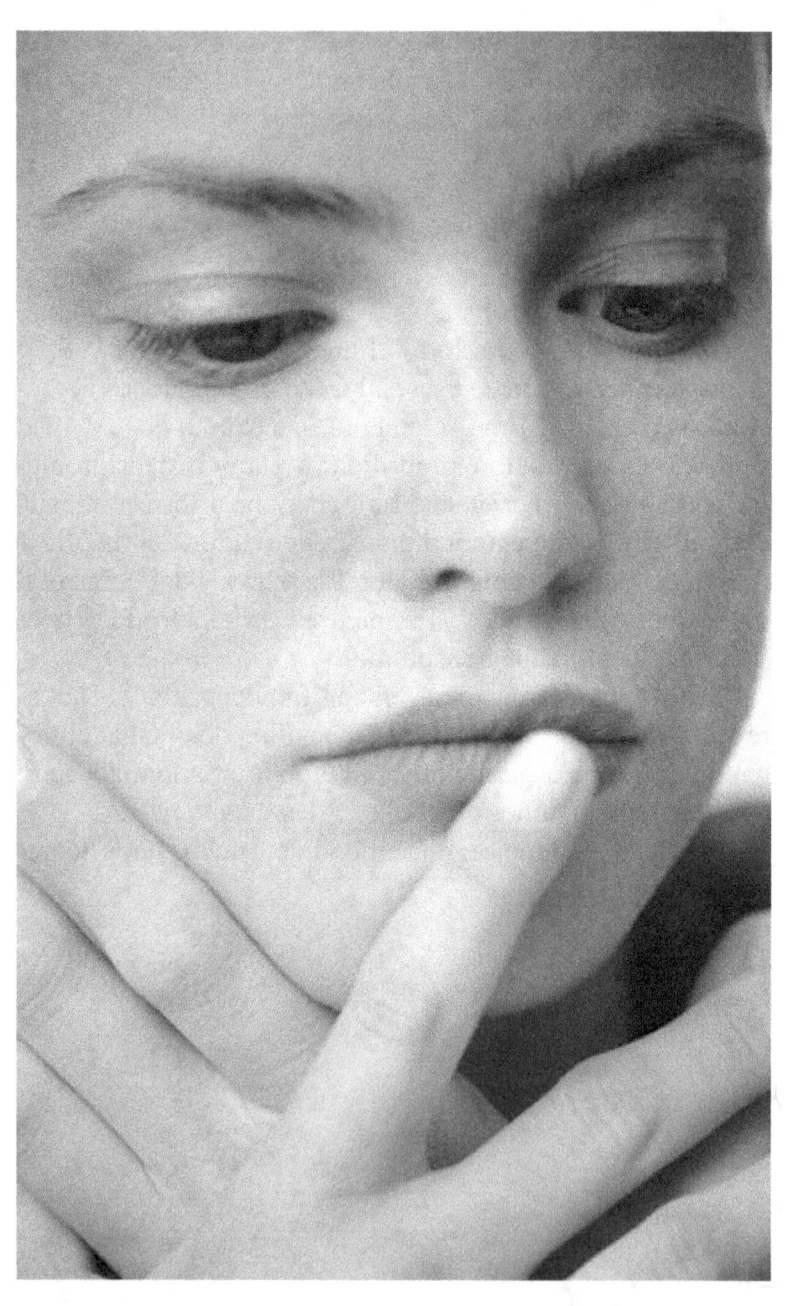

OTROS NUTRIENTES NECESARIOS EN EL TRATAMIENTO DE LA DEPRESIÓN

VITAMINA B-1
Aneurina, Tiamina

Aplicaciones:

Neuralgias: en especial las del trigémino, aunque siempre por vía oral ya que las formas inyectadas pueden irritar el nervio ciático.

Afecciones gastroentéricas: con mayor razón cuando existan hemorragias y diarreas repetidas. También en presencia de vómitos, hipercloridia y gases.

Alimentación inadecuada: exceso de hidratos de carbono refinados, harinas o dulces.

Cirrosis hepática: y sus consecuencias, tales como anorexia, dispepsias, etc.

Afecciones cardiovasculares: taquicardia, palpitaciones, disnea, adormecimientos, pinchazos.

Deliriums tremens: cualquiera que sea la causa que la produjo, especialmente si hay alcoholismo crónico.

Infecciones: asociada a los tratamientos habituales.

Diabetes: como coadyuvante en los comas hipoglucémicos y para mejorar el metabolismo de la glucosa.

Anorexia: cualquiera que sea la causa que la produjo, tales como atonía gástrica, pérdida de fuerza, depresión nerviosa, insuficiencia circulatoria, insuficiencia suprarrenal o fiebre.

Infarto de miocardio: como estimulante de la circulación coronaria. En las cardiopatías de los hipertensos y embarazadas.

Otras aplicaciones no carenciales:
-Acrodinia infantil.
-En el íleo (parálisis intestinal) postoperatorio, con el fin de estimular la motilidad intestinal anulada por la anestesia.
-En el estreñimiento atónico.
-En las parálisis pos-infecciosas.
-En todos los casos de intoxicación etílica, medicamentosa o profesional.
-En los deportistas para disminuir los tiempos de recuperación, la fatiga muscular y las agujetas, especialmente si toman suplementos de glucosa.
-En los diabéticos, hipotensos y arterioscleróticos.
-En todos los casos de reumatismo, neuralgias y neuritis.
-Durante el tratamiento con antibióticos.
-En la insuficiencia de desarrollo infantil.
-En las amenorreas primarias o premenopáusicas.
-En las neurosis y depresiones, especialmente veraniegas.
-En la gota y el bocio endémico.
-Durante la lactancia.
-En casos de insomnio rebelde.

FENILALANINA
C9 H11 02 N

Funciones orgánicas:
Junto a la Tirosina actúa de manera decisiva en los procesos de pigmentación cutánea.
Mejora la agudeza mental y la memoria, especialmente en los ancianos.
Es un moderador del apetito de media mañana.
Regula el metabolismo de las grasas y de la glucosa, contribuyendo así a controlar el sobrepeso.
Colabora en la misión de neurotransmisores nerviosos.
Ayuda a formar el colágeno y la elastina, actuando, además, como antiinflamatorio en las enfermedades reumáticas.
Corrige la dismenorrea y aumenta la libido en ambos sexos.
Es un eficaz antidepresivo al estimular la producción de endorfinas y norepinefrina.
Actúa como analgésico general.

Síntomas carenciales:
Vitíligo y canicie precoz.
Depresión endógena, ansiedad y falta de interés por el entorno.
Cataratas, congestión ocular.
Aumento de la sensibilidad al dolor, especialmente en

las jaquecas y enfermedades inflamatorias.

Alteraciones graves de la conducta.

Aumento desmesurado del apetito con pérdida simultánea de energía. Pérdida de la memoria y poca capacidad de concentración.

Aplicaciones no carenciales:

Cualquier alteración en las facultades intelectuales.

Disminución del apetito sexual.

Obesidad.

Artrosis y reumatismos dolorosos.

Inflamaciones traumáticas.

Falta de pigmentación cutánea o capilar.

Dolores en general.

Alteraciones del comportamiento y del carácter, depresiones.

TRIPTÓFANO
C11 H12 03 N2

Sus efectos sobre el psiquismo y el sistema nervioso le llevan a ser también un buen tratamiento contra la ansiedad, la irritabilidad e incluso la depresión, quizá por su dependencia de otros aminoácidos antidepresivos como la tirosina y la fenilalanina. Juntos constituyen uno de los remedios más eficaces y rápidos que existen para el tratamiento de las crisis depresivas y sin efectos secundarios.

Quizá sea su acción conjunta con estos aminoácidos o por el estímulo que supone en la producción de serotonina y endorfinas, lo cierto es que las aplicaciones como antidepresivo del triptófano son muy notables. Esta acción sobre las hormonas endógenas es bastante más amplia de lo que a primera vista parece, ya que si como sabemos influye sobre ellas es lógico pensar que el abanico de posibilidades terapéuticas sea enorme. Las últimas experiencias nos hablan de que una dosis de triptófano diaria puede servir para aumentar la tolerancia al dolor y si es así no solamente nos podríamos encontrar con un nuevo analgésico, ahora más inocuo que los anteriores, sino que podríamos conseguir reducir la dosis de morfina en los enfermos de cáncer, efecto suficientemente importante como para que fuera digno de un estudio serio.

También sabemos que es útil para tratar trastornos de la conducta, en especial manías o fobias, así como neurosis y neurastenias que hasta ahora solamente se pueden tratar con ansiolíticos. No se sabe si ciertamente la mayoría de las enfermedades del comportamiento se deben a carencias de algún elemento nutritivo, como pudiera ser un aminoácido, o alteraciones orgánicas aún no definidas. Por ello, la administración de estos nutrientes, unidos a la terapia habitual, podría suponer una gran ayuda para la resolución de muchas enfermedades crónicas.

Aplicaciones no carenciales:
Cualquier tipo de dolor, sea crónico o agudo, como terapia sola o combinada con los fármacos habituales, lo que permitirá reducir la dosis de éstos.

Insomnio crónico o para quitar poco a poco la dependencia a las hipnóticos utilizados.

Para tratar problemas emocionales que cursen con ansiedad, tristeza, apatía, depresiones o neurosis.

En casos de obesidad por bulimia.

ÁCIDO GLUTÁMICO
C5 H9 04 N

Aplicaciones no carenciales:
Como ya sabemos, los aminoácidos no carenciales como éste no cuentan con una patología específica, pero sus aplicaciones terapéuticas son muy extensas, encontrándose en el mercado dietético multitud de compuestos que lo emplean, básicamente, para mejorar la memoria. Estos son algunas de las aplicaciones más comunes:

Mejorar las facultades intelectuales en niños o en personas sometidas a duros esfuerzos memorísticos. Su forma activa, la L-Glutamina, se puede emplear incluso dos horas antes del estudio.

Prevención de las lagunas mentales y demencias propias de la vejez.

Potenciar los efectos de los antidepresivos, aunque no se debe emplear en casos de angustia o ansiedad ya que puede producir nerviosismo.

Acúfenos

Eliminar la fatiga intelectual.

Aumentar los reflejos en exámenes de tipo físico, como conducir vehículos o pruebas deportivas de concentración.

Curar los efectos tóxicos de las borracheras en unión a la vitamina B-6.

Como preventivo en las náuseas y vómitos del embarazo y para ayudar al buen desarrollo intelectual del feto.

Mala digestión de las proteínas por carencia de ácidos gástricos. Somnolencia después de las comidas.

Sensibilidad extrema a las bebidas alcohólicas, incluidas las de baja graduación.

Deliriums tremens y alucinaciones.

Drogadicción en general.

Para quitarse el hábito de beber café o té.

Trastornos del lenguaje en los niños como timidez, tartamudeo, autismo o pesadillas.

TIROSINA
C2 H11 03 N

Aplicaciones generales:

Cualquier alteración en la pigmentación de la piel o el pelo, especialmente vitíligo. Se puede emplear en estos casos de forma tópica o ingerida, mejor unido a la fenilalanina.

Enfermedades degenerativas del sistema nervioso o cerebral como es el parkinsonismo, la demencia senil, temblores, pérdida de memoria o falta de reflejos. En estos casos hay que unirla a fosfolípidos y vitamina B6.

Depresiones crónicas y agudas, en forma de L-Tirosina

Alergias primaverales.

Bocio, hipotiroidismo y carencia de yodo.

Obesidad.

Bulimia, unida a la fenilalanina y al zinc, níquel y cobalto.

Edemas en las pantorrillas en personas obesas.

Tensión sanguínea descompensada.

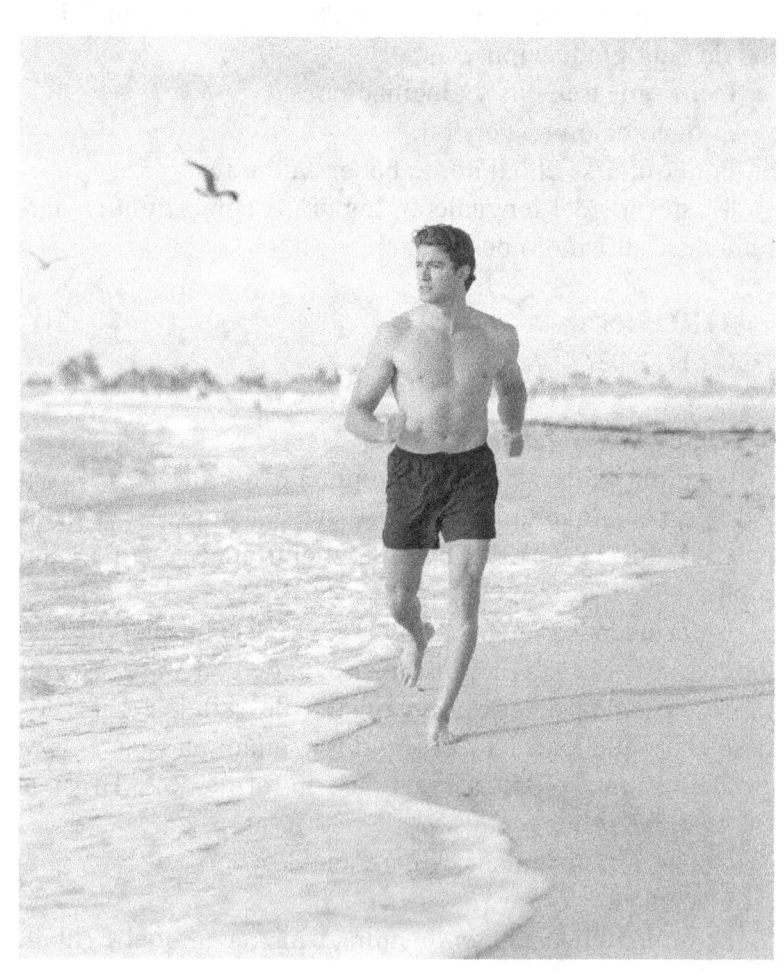

AROMATERAPIA

ALBAHACA
OCIMUM BASILICUM

Composición:
Aceite esencial con estragol, linalol, lineol y alcanfor, además de tanino y saponina.

Acción medicinal:
Es antiespasmódica, estomáquica y estimulante. Su uso más popular es para fabricar licores, aunque también se le reconocen sus buenas acciones para ahuyentar mosquitos.

Aumenta la producción de leche en la lactancia, fortalece las glándulas suprarrenales y el sistema nervioso, además de ser útil para la curación de la hemeralopia, una enfermedad de la vista que cursa con mala adaptabilidad a la oscuridad.

Aromaterapia:
En uso externo se aplica una gota de aceite en las picaduras de insectos, y mezclada con espliego es eficaz en las mordeduras de serpientes y las verrugas.

Internamente, tomada tres veces al día, es adecuada para combatir la fatiga, la ansiedad y la angustia, las migrañas, los espasmos digestivos, el insomnio, el vértigo y la epilepsia.

Tiene un efecto sedante sobre la tos al calmar los espasmos de la musculatura lisa bronquial.
Precaución durante el embarazo.

Mejores efectos:
Para regular el sistema nervioso en casos de timidez, indecisión y fatiga mental. Como repelente de insectos.

AZAHAR
Citrus aurantium

Composición:
En aromaterapia se utilizan las flores las cuales contienen limoneno, pineno, linalol, citrofenol, nerol, canfeno, geraniol y resina.

Acciones medicinales:
Además de su empleo en la fabricación de licores, como es el caso del Curaçao, su aceite esencial es muy apreciado en perfumería, aunque ahora está muy falsificado con terpenos del limón a causa del alto precio original.
La esencia tiene propiedades sedantes y antiespasmódicas.

Aromaterapia:
Internamente es útil para combatir el insomnio, la diarrea crónica, la irritabilidad y las palpitaciones. Mejora la

autoestima, combate la apatía y es euforizante diurno sin alterar el sueño de la noche. Regula el ritmo cardíaco, es ligeramente afrodisiaco, mejora los dolores menstruales y la menopausia, y mitiga las jaquecas.

Externamente se utiliza como tónico venoso.

ESPLIEGO
LAVANDULA ANGUSTIFOLIA

Composición:
Acetato de linalilo, linalol, cineol, cumarina, taninos y saponina. También geraniol, limoneno, ácido butírico y ácido valeriánico.

Acciones medicinales:
Es analgésico, antirreumático, antiséptico, calmante nervioso, diurético, hipotensor y tónico cardíaco.

Aromaterapia:
En uso externo es una buena esencia para añadir al baño y conseguir un suave efecto relajante, para inhalaciones en los asmáticos y aquejados de sinusitis, para las picaduras de insectos y las mordeduras de serpiente, las ladillas genitales, y lavados vaginales en la leucorrea.

Internamente se utiliza en multitud de enfermedades, entre ellas: la migraña, la neurastenia, la histeria, las taquicardias, el asma, la cistitis, los cólicos abdominales, la faringitis y los dolores reumáticos.

Hay que procurar no excederse de la dosis ya que puede ser neurotóxico.

Mejores efectos:
Regenerador celular, rejuvenecedor de la piel, anticelu-

lítico, caída del cabello, ansiedad, depresión y debilidad general.

INCIENSO
BOSWELLIA CARTERI

Composición:
Olibanol, cadineno, camfeno, dipenteno, pineno, felandreno.

Acciones medicinales:
Antiinflamatorio, astringente, digestivo, diurético, sedante y tónico uterino.

Aromaterapia:
Estimula el ánimo, favorece la relajación y la concentración, generando un efecto euforizante a nivel mental que ayuda al crecimiento personal y espiritual.

Otros usos:
Descongestiona las mucosas respiratorias, favorece la menstruación, alivia el asma y la cistitis, y favorece el parto.

MELISA
MELISSA OFFICINALIS

Composición:
Contiene aldehidos, mucílagos, almidón, sustancia amarga, taino, saponina y un aceite esencial con citronelal,

citral, linalol, geraniol.

Acciones medicinales:
Especie utilizada en la industria licorera y la perfumería, aunque ahora se la adultera muchas veces con hierba luisa. Durante años se elaboró con ella una bebida medicinal, elaborada por monjes, denominada agua del Carmen o de Melisa, la cual era consumida mayoritariamente por mujeres.

Se le reconocen buenos efectos como antiespasmódica, antihistérica, tónica y digestiva.

Aromaterapia:
Es eficaz en la mayoría de los problemas típicamente femeninos, como la histeria, desarreglos del período y distonías neurovegetativas. También mejora las jaquecas, los trastornos digestivos, los estados depresivos y de ansiedad, la neurastenia, el insomnio y las neuralgias.

Externamente y mezclado con el agua caliente del baño, es sumamente relajante. También sirve como antiséptico bucal.

SALVIA
SALVIA OFFICINALIS

Composición:
Contiene aceite rico en tuyona, linalol, alcanfor, borneol, ácidos triterpénicos, flavonoides, estrógenos, mucílagos, sales, vitaminas, ácido rosmarínico y cineol.

Acciones medicinales:
Junto con la Melisa y el Lúpulo, es otra de las plantas

adecuadas especialmente para la mujer ya que al actuar de manera decisiva sobre los ovarios y el aparato genital, mejoran su salud en general. Una mezcla diaria de las tres es una buena y saludable costumbre para conservar larga y sana vida.

Tiene buenos efectos como antisudorífica, depurativa, emenagoga, tónica e hipertensora suave.

Aromaterapia:

Externamente se utiliza ampliamente para elaborar dentífricos, cremas de belleza, sales de baño, licores y aromatizar comidas. También es buena para curar aftas de la boca, fortalecer las encías y prevenir las caries. Mezclada con alcohol fortalece el cabello, mejora los eczemas, cura y desinfecta heridas favoreciendo su cicatrización, cura las úlceras por decúbito si al mezclamos con cera y aceite de oliva, y aplaca el picor en las picaduras de insectos.

Internamente es un buen antisudorífico general, mejora los desequilibrios del sistema nervioso en la menopausia, ayuda a curar las enfermedades bronquiales y el asma, es tónico general, favorece los procesos digestivos en especial las dispepsias, corta las diarreas y las diuresis espontáneas, mejora las fiebres intermitentes y el vértigo y alivia especialmente los problemas de la pre y la menopausia.

Mejores efectos:

Cansancio mental, antidepresivo, obesidad y retención de líquidos.

SÁNDALO
SANTALUM ALBUM

Composición:
Su aceite extraído de la madera contiene alcoholes terpénicos, santálicos, teresantálicos e hidrocarbonos.

Acciones medicinales y aromaterapia:
Aunque se utiliza preferentemente como ambientador y por ello para lograr estados emocionales especiales, ingerido internamente puede ser útil también para combatir las fuertes cistitis y las infecciones intestinales y urinarias.

Externamente desprende un olor muy característico que ayuda a alcanzar estados místicos y relajantes muy interesantes, por lo que resulta adecuado para ambientar las habitaciones de los enfermos depresivos.

Mejores efectos:
Paz mental, afrodisíaco masculino, antienvejecimiento cutáneo, meditación.

VALERIANA
VALERIANA OFFICINALIS

Composición:
Contiene alcaloides (actinidina y valerina), aceite esencial, valepotriatos y butirato.

Acciones medicinales:
Posee interesantes efectos como antiespasmódica y sedante.

Aromaterapia:

Internamente se utilizará para combatir el estrés, la histeria, la neurastenia, el insomnio y cualquier otro trastorno emocional. También se conocen efectos favorables en la migraña, los espasmos digestivos y las dispepsias de origen nervioso.

VERBENA
ANDROPOGON CITRATUS

Composición:
Contiene verbenalina, mucílagos, taninos, glucósidos como el verbenalósido y citrol.

Acciones medicinales:
Posee efectos como galactogoga, antiespasmódica, emenagoga y estomacal.

Aromaterapia:
Es interesante su ya probado efecto antitumoral, lo mismo que su acción como afrodisíaco.

Tiene por vía interna buenas acciones en la mujer, especialmente a nivel mamario, así como es una planta cordial que favorece la digestión. Es también antitérmica, estimula el Timo, es antineurálgica, combate la debilidad general del organismo y mejora las depresiones nerviosas.

Externamente solamente se conocen sus acciones contra los parásitos genitales.

INDICE

OTROS TÍTULOS RELACIONADOS

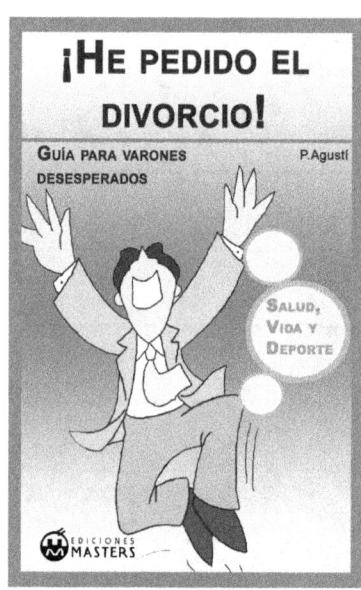

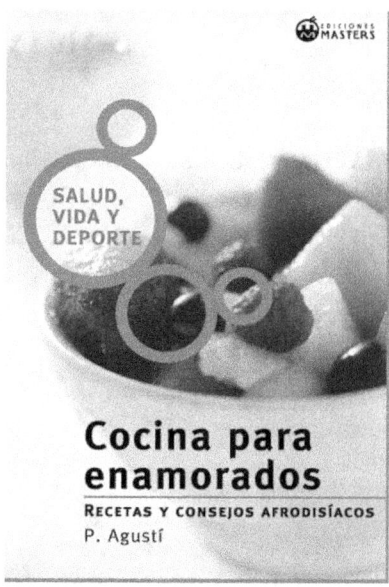

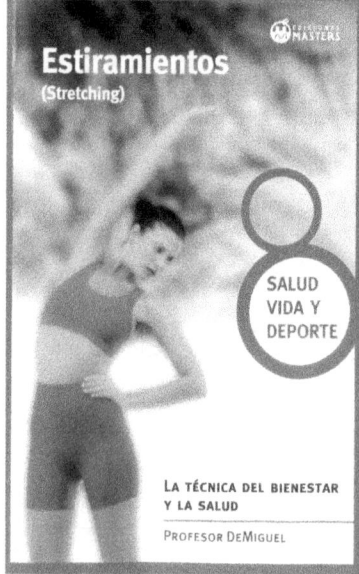

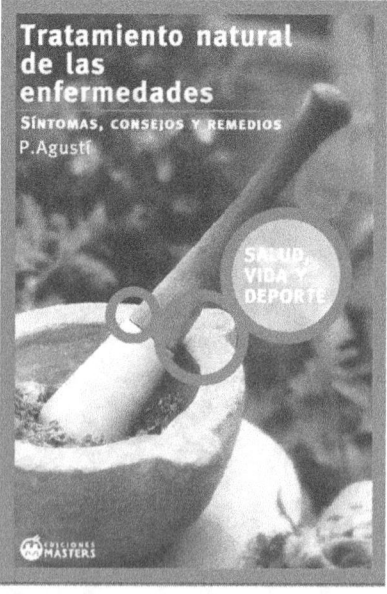

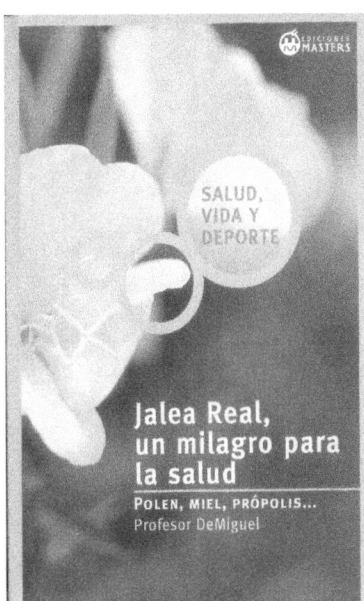

SALUD,
VIDA Y
DEPORTE

**Jalea Real,
un milagro para
la salud**

POLEN, MIEL, PRÓPOLIS...
Profesor DeMiguel

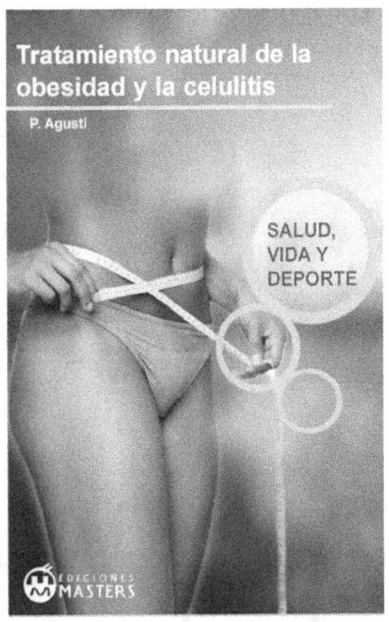

**Tratamiento natural de la
obesidad y la celulitis**

P. Agustí

SALUD,
VIDA Y
DEPORTE

EDICIONES
MASTERS

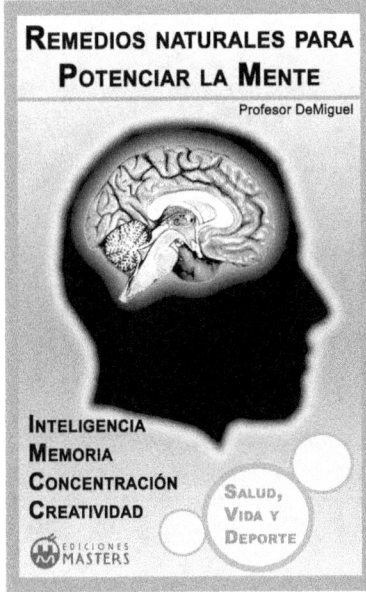

**REMEDIOS NATURALES PARA
POTENCIAR LA MENTE**

Profesor DeMiguel

INTELIGENCIA
MEMORIA
CONCENTRACIÓN
CREATIVIDAD

SALUD,
VIDA Y
DEPORTE

EDICIONES
MASTERS

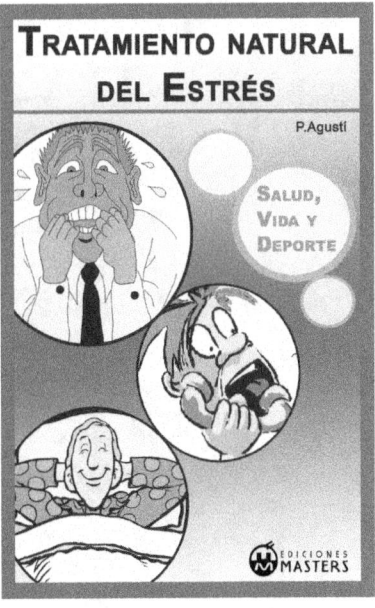

**TRATAMIENTO NATURAL
DEL ESTRÉS**

P.Agustí

SALUD,
VIDA Y
DEPORTE

EDICIONES
MASTERS